"十四五"时期国家重点出版物出版专项规划项目

骨科触诊
解剖学图谱

Anatomic Atlas of
Orthopedics Palpation

王增涛　丁自海　主编

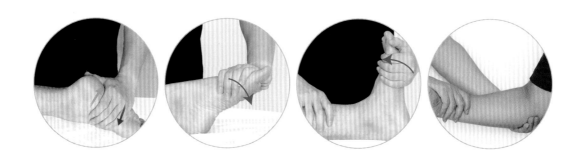

山东科学技术出版社
·济南·

图书在版编目（CIP）数据

骨科触诊解剖学图谱 / 王增涛，丁自海主编 . -- 济南 : 山东科学技术出版社，2024.5
ISBN 978-7-5723-2020-0

Ⅰ . ①骨… Ⅱ . ①王… ②丁… Ⅲ . ①骨疾病 – 触诊 – 人体解剖学 – 图谱 Ⅳ . ① R681-64

中国国家版本馆 CIP 数据核字 (2024) 第 056948 号

骨科触诊解剖学图谱
GUKE CHUZHEN JIEPOUXUE TUPU

责任编辑：冯　悦
装帧设计：孙小杰

主管单位：山东出版传媒股份有限公司
出 版 者：山东科学技术出版社
　　　　　地址：济南市市中区舜耕路 517 号
　　　　　邮编：250003　电话：（0531）82098088
　　　　　网址：www.lkj.com.cn
　　　　　电子邮件：sdkj@sdcbcm.com
发 行 者：山东科学技术出版社
　　　　　地址：济南市市中区舜耕路 517 号
　　　　　邮编：250003　电话：（0531）82098067
印 刷 者：济南新先锋彩印有限公司
　　　　　地址：济南市工业北路 188-6 号
　　　　　邮编：250101　电话：（0531）88615699

规格：16 开（210 mm×285 mm）
印张：14　字数：450 千
版次：2024 年 5 月第 1 版　印次：2024 年 5 月第 1 次印刷
定价：168.00 元

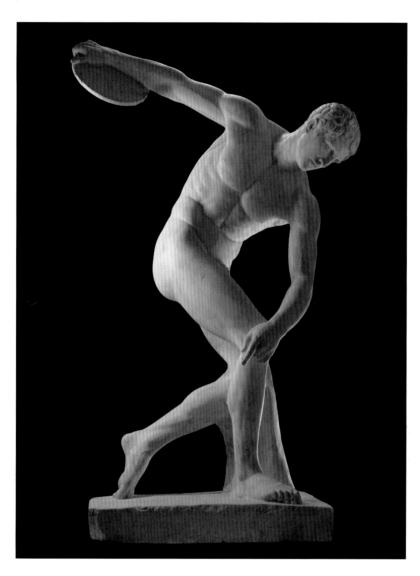

没有解剖学，就没有医学。

——弗里德里希·恩格斯

主　　编　王增涛　丁自海

编　　者　（以姓氏笔画为序）

丁自海　南方医科大学基础医学院

王增涛　山东第一医科大学附属省立医院

史本超　南方医科大学珠江医院

刘　鹏　暨南大学附属广州红十会医院

罗　涛　中山大学中山医学院

郑雪峰　暨南大学基础医学与公共卫生学院

赵庆豪　南方医科大学第三附属医院

侯致典　山东第一医科大学附属省立医院

学术秘书　郑雪峰

序

近期，我们迎来了第七个"全国科技工作者日"。本届的主题是"点亮精神火炬"，旨在弘扬中国科学家精神。王增涛、丁自海教授主编的《骨科触诊解剖学图谱》一书，践行着科技工作者阶段性在肩重任。这是一部为骨科医生撰写的图谱。

"请君莫奏前朝曲，听唱新翻杨柳枝。"在我国，人体解剖学图谱和专著已出版众多，但骨科专家与临床解剖学专家联手，为骨科医生撰写《骨科触诊解剖学图谱》还是第一次。

"纸上得来终觉浅，绝知此事要躬行。"触诊是骨科医生的诊断基本功，而触诊是以解剖学为基础。虽然现代化的影像诊断设备足够先进，对显示不同结构也有很好的效果，但触诊简便、经济，不受场地限制。"物情无巨细，自适固其常"，对骨科相关疾病，触诊都能基本做到初步诊断，甚至确诊。

"灵心胜造物，妙手夺天工。"骨科触诊的目的是通过触摸人体皮肤、骨性或肌性标志，确定某一器官的位置或毗邻关系是否正常。最好的工具是自己的手指（触摸）和眼睛（观察），有扎实的人体解剖学结构知识，才能"窥一斑而知全豹"；才能诊断精准，把握手术操作的部位、方向、角度和深度，做到操作安全；才能像"庖丁解牛"那样，目无全牛，灵活应用。

言之有理，言之有据。全书分为绪论、骨科触诊基本功、人体分部和方位术语、与骨科触诊相关的系统、头颈部、胸腹部、脊柱、上肢和下肢9章。每章涉及的皮肤、筋膜、韧带、骨、关节、肌肉等的一般形态和结构特征，都配有精美的插图和简练的文字标注。肌肉起止点和关节运动专题，可帮助读者理解关节的运动规律，肌肉对骨折移位的影响。

"百闻不如一见。"全书插图400余幅，标本图主要来自南方医科大学人体科学馆，标本体现了工匠精神，细腻高超，图像清晰。示意图由专业人员绘制，也有编委自己绘制的，更专业，更真实。表面解剖学是触诊的入门课程，为此，王增涛教授聘请人体模特专门拍摄一套表面解剖学照片，"按图索骥"，掌握表面解剖学对于把握触诊精度，掌握触诊技巧至关重要。

"万点落花舟一叶，载将春色过江南。"临床解剖学是为救死扶伤的医生们服务的。《骨科触诊解剖学图谱》的出版，提供了良好的台阶或桥梁，对年轻医生顺利进入骨科殿堂会有所帮助。骨科医生又是临床各学科中最大的一个群体，一定会产生良好的社会效益。我在庆贺著作即将出版之际，欣为之序。

南方医科大学教授
中国工程院院士　钟世镇
2023年9月9日于广州

前　言

希波克拉底说过，解剖学是通往医学殿堂的基石。在骨科发展历程中，这块基石为其做出了重要贡献。

足够先进的科学技术，特别是医学影像技术进入骨科，对显示不同结构有较好的效果，这是好事，但未必都是好事。触诊操作简便、经济，不受场地限制，对与骨科相关的一些疾病都能做到初步诊断甚至确诊。触诊讲究的是灵巧的双手，依靠的是思维的大脑。

在我国，人体解剖学图谱和专著已出版众多，但临床解剖学专家与骨科专家联手撰写《骨科触诊解剖学图谱》还是第一次。这对于培养年轻骨科医生是非常必要的。

触诊是一门技术和艺术，也是一种智慧。骨科触诊的目的是通过触摸人体皮肤、骨性或肌性标志，来确认某个器官的位置、形态或毗邻关系是否正常，或确认手术操作的部位、方向、角度或深度。熟练掌握骨性和肌性标志，可使诊断更加精准，操作更加安全、规范、准确和快捷。学习触诊的最好方法是活体和标本相结合，最好的工具是自己的手指（触摸）和眼睛（观察）。

本书是为中低年资骨科医师和骨科研究生撰写的，对康复医生和物理治疗师也有帮助。全书按绪论、骨科触诊基本功、人体各部位描述。不同内容中插入解剖学要点或临床应用要点。将每一局部的标本图、表面解剖图和手绘图有机地融为一体，这有利于理解和掌握触诊的要点。

全书中标本图主要来自南方医科大学人体科学馆，标本制作精细，图像清晰。部分图片由国希望医教公司和隋鸿锦教授提供。汪华侨教授提供的功能解剖学资料，让我们更多地了解国外相关领域的进展。表面解剖学是触诊的主要入门课，为此，王增涛教授聘请人体模特专门拍摄一套表面解剖学照片，用以呈现骨性标志和肌性标志，这对于学习表面解剖学、掌握触诊技巧至关重要。在第二章骨科触诊基本功中需要操作演示图，郑志扬博士以健硕的体格做模特，郑雪峰博士用规范的操作演示，赵庆豪博士以娴熟的摄影技术提供的精美插图，丰富了本章内容。

"尺有所短，寸有所长。""他山之石，可以攻玉。"以 Andrew Biel 所著的 *Trail Guide to the Body* 为例，该书以解剖学为基础，通过手绘图解方式，详细展示了人体各部位结构形态特征和触诊方法，颇具特色，给我们以启发并提供了写作思路。在学习和借鉴国外学术理论时，我们也不要"近寺人家不重僧，远来和尚好看经"，辩证的法则就是通中法外，取长补短。我们的撰写风格和清晰精美的标本插图与之相比更胜一筹。

钟世镇院士是我国现代临床解剖学的奠基人，耄耋之年仍时刻关注临床解剖学的发展，在听取我们计划编写《骨科触诊解剖学图谱》一书的汇报后，钟院士语重心长地指出："解剖学是为临床服务的，要努力当好这块铺路石。"并欣然作序，我们由衷感激。

各位编委在繁忙的医疗、教学和科研工作之余完成各自的撰写任务，付出了辛勤劳动。山东科学技术出版社一如既往地给予我们鼎力支持。在此向所有关心、支持本书出版的同道致以诚挚的谢意。书稿虽经再三推敲琢磨，仍有不妥甚至错误之处，敬请读者予以批评指正。

王增涛　丁自海

2023 年中秋

目　录

第一章　绪论

在绪论中，我们将重点介绍与骨科触诊相关的皮肤、浅筋膜、深筋膜、韧带、骨、骨连结、肌肉、血管和神经等的一般形态和结构特征。

> 骨科触诊的目的是通过触摸人体皮肤、筋膜、骨性或肌性标志，来确定某个器官的位置、形态或毗邻关系是否正常，或确认手术操作的部位、方向、角度或深度。骨科触诊方法简便实用，现代的影像诊断技术无法将其代替。熟练掌握骨性和肌性标志，可使诊断更加精准，技术操作更加安全、规范、准确和快速。学习触诊的最好方法是活体和标本相结合，最好的工具是自己的手指（触摸）和眼睛（观察）。与"解剖"为伴，你一定能成为一位会"动手"的优秀骨科医生。

皮肤和浅筋膜

皮肤由表皮和真皮构成。表皮厚约 1.2 mm，无血管，但有感觉神经末梢。真皮内有毛囊、腺体、微小血管、淋巴管和皮神经。皮肤具有防止体液丢失、防御侵害、排泄废物、调节体温和感受刺激等功能。皮肤的深面为浅筋膜（皮下组织），主要由疏松结缔组织构成，连接皮肤与深筋膜（图 1-1）。皮肤的附属结构有毛发、指（趾）甲、皮脂腺、汗腺和乳腺等。浅筋膜内的脂肪含量因部位、性别、年龄及营养状况而异。浅筋膜内有小血管、淋巴管和皮神经。

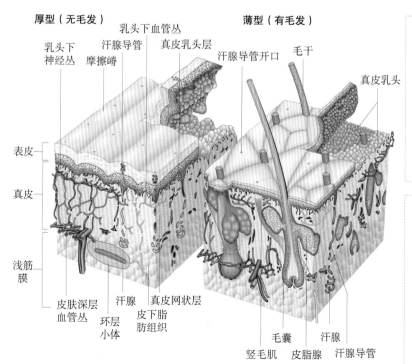

厚型（无毛发）　　　　薄型（有毛发）
乳头下血管丛
乳头下神经丛　汗腺导管　真皮乳头层　汗腺导管开口　毛干
摩擦嵴　　　　　　　　　　　　　　真皮乳头
表皮
真皮
浅筋膜
皮肤深层血管丛　汗腺　真皮网状层
环层小体　皮下脂肪组织
毛囊　汗腺
竖毛肌　皮脂腺　汗腺导管

图 1-1　皮肤和浅筋膜［引自《格氏解剖学（第 41 版）》］

皮肤覆盖于全身体表，一位成人皮肤的面积约为 17 000 cm²。全身各部的皮肤厚薄不均，质地各异，手掌侧和足跖侧的皮肤最厚，以抵御摩擦。躯干背侧和四肢伸侧的皮肤较腹侧和屈侧的稍厚。故在触诊时应细心感受不同部位皮肤的感觉。

安德鲁·比尔（Andrew Biel）是美国著名的执业按摩治疗师，他将其对人体解剖学的深邃理解、对按摩治疗原理和技能的精湛把握，融入《推拿按摩的解剖学基础》专著中。该著作图文并茂，绘图精准，解说精练，也为我们撰写《骨科触诊解剖学图谱》提供了有益借鉴。

骨性标志

骨的表面因受肌肉牵拉、韧带或筋膜附着、血管神经通过、毗邻结构影响或赋有特殊功能，随着年龄增长而逐步产生特定的标志。骨表面隆起称突，尖锐的小突称棘突或棘，细长的突称茎突，粗糙的突称粗隆或隆突，圆形小突称结节，较长扁突称嵴或冈，低而粗糙的嵴称线；特定部位的突起称踝、乳突或转子。大的凹陷称窝，小的凹陷称凹，深的凹陷称臼，浅的凹陷称盂，长的凹陷称沟，短的凹陷称压迹。骨内的圆形空腔称窦或小房，长形空腔称管或道。窦或管的开口称口、孔或裂。骨端圆形膨大称头或小头，椭圆形膨大称髁，髁上的突起称上髁。头下方略细的部位称颈。扁骨的边缘称缘，缘的缺口称切迹。相邻骨之间的裂隙称缝。

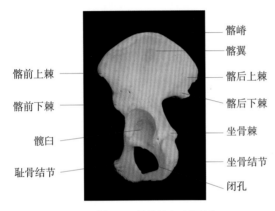

髂嵴
髂翼
髂前上棘
髂前下棘
髋臼
耻骨结节
髂后上棘
髂后下棘
坐骨棘
坐骨结节
闭孔

图 1-2 骨性标志（髋骨）

这些明显的具有临床意义的突起或凹陷称为骨性标志（图 1-2）。骨科医师应对这些特定的正常骨性标志的位置、形态和毗邻了如指掌，才能在确认结构间的位置关系、病变的位置或程度、诊断和治疗时得心应手。

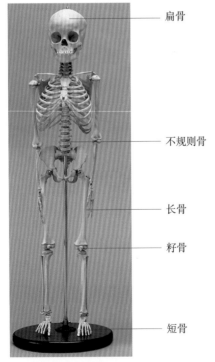

扁骨
不规则骨
长骨
籽骨
短骨

儿童骨骼（5岁）
图 1-3 骨的形态和年龄差异

骨的形态和分布

不同类型的骨分布部位有规律性，这与其肩负的功能有关。长骨分布于四肢，有利于大范围、大幅度的运动。短骨多位于手部和足部，完成小幅度、小范围精细复杂的运动。扁骨构成骨腔的壁，保护其内器官，如构成颅腔的脑颅骨，构成胸腔的胸骨、肋骨等。不规则骨参与形状复杂，由具有特定形态和功能的脊柱、面颅的构成（图 1-3）。

如何掌握骨性标志？

掌握骨性标志的最好途径是经常光顾人体解剖学实验室，用你的眼睛仔细观察、用手细心感触骨性标志。分辨骨表面的不同突起、凹陷的部位和特征，同时对照自己或同事相应的骨性标志，反反复复，周而复始，才可达到熟能生巧。最好不要使用骨骼模型练习，多数骨性标志不明显或不准确。儿童骨正在发育中，多数骨性隆起到青春期才逐步出现。这些差异在触诊时要特别注意（图 1-3）。

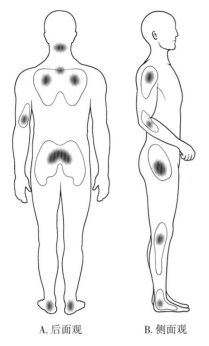

A. 后面观　　　B. 侧面观

图 1-4　易受压的骨性突起（红色为受压最严重的部位）

正确的卧位应符合人体功能解剖的要求，这不但能使患者感到舒适安全，消除疲劳，减少并发症，而且有利于查体、治疗和康复。长期卧床的患者更应注意卧位，因为骨性突起部位覆盖的软组织较薄，受压后易发生持续性组织缺血，可能导致褥疮。仰卧位易受压的部位有枕部、肩胛部、肘后部、骶部和足跟。侧卧位易受压的部位有肩峰、肘侧部、大转子、腓骨头、外踝（图 1-4）。

骨质的化学成分和力学性能

成人新鲜骨质的有机质约占 1/3，以骨胶原蛋白为主，它赋予骨质以弹性和韧性；无机质约占 2/3，主要为钙、磷等盐类，赋予骨质以坚硬度。成人骨质的这一比例，使其既具有最佳的弹性和韧性，又有最大的硬度。幼儿骨质的有机质和无机质各占 1/2，弹性大而柔软，不易骨折或折而不断（青枝样骨折）。老人骨质的无机质约占骨质的 3/4，脆性大，韧性小，在跌倒或受到撞击时易发生粉碎性骨折，且不易愈合。老人跌倒最易发生股骨颈骨折，常诱发诸多严重并发症，故有人称其可能为"人生的最后一次骨折"。

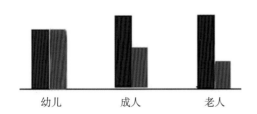

幼儿　　　成人　　　老人

图 1-5　骨质的化学成分（蓝色：无机质；红色：有机质）

骨质含有有机质和无机质两类化学成分（图 1-5）。骨质化学成分的比例和力学性能随年龄、健康状况的不同而变化。成人新鲜骨质的生物力学性能为：弯曲强度 160 MPa，剪切强度 54 MPa，拉伸强度 135 MPa，杨氏模量（固体材料抵抗形变的能力）18 GPa。

骨的结构

骨由骨质、骨髓和骨膜构成（图1-6）。骨质根据结构不同又分为骨密质和骨松质（图1-7），前者坚硬，分布于长骨的骨干和其他类骨的表面，成熟骨的骨密质又称骨皮质；后者疏松，分布于长骨的两端和其他类骨的内部。骨髓位于骨髓腔和骨松质的网眼内。出生时骨髓都是红骨髓，随年龄增长，四肢的红骨髓逐渐减少，成人的大部分红骨髓仅存留在胸骨、髂骨、椎骨等骨松质内。通常说的骨膜是指骨外膜，覆盖在除关节面以外的所有骨外表面，由纤维结缔组织构成，含有丰富的血管和成骨细胞及破骨细胞，对骨的营养和再生具有重要作用。

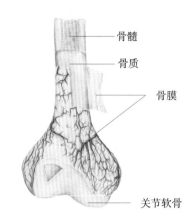

图 1-6　骨的结构

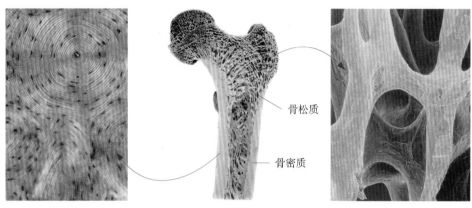

A.骨密质（光镜）　　B.骨质（股骨上段冠状切面）　　C.骨松质（扫描电镜）

图 1-7　骨质

骨松质为骨小梁构成的网状结构，骨小梁按照所承受的应力和应变的方向有序排列，因而能承受较大的重量载荷（图1-8）。这种构架形式是随着年龄增长和运动负荷增加而逐渐形成的。

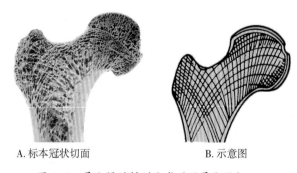

A.标本冠状切面　　　　B.示意图

图 1-8　骨小梁的排列方式（股骨上段）

颅盖骨的内、外表层为密质，分别称内板和外板（图1-9A）。外板厚而坚韧，富有弹性，内板薄而松脆，故颅骨受到外力打击时骨折首先多见于内板。内、外板之间的骨松质称板障，内有板障静脉通过（图1-9B）。

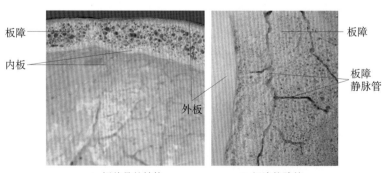

A.颅盖骨的结构　　　　B.板障静脉管

图 1-9　颅盖骨

骨的发育

　　骨的成骨过程分为膜化骨和软骨化骨，前者在间充质膜内骨化，后者在软骨内骨化。发育中的骨与已完成发育的骨在形态结构上不同。各骨的发育完成时间不同，如股骨和胫骨在 17~20 岁之间骺板才骨化（图 1-10），使骨干与骺连为一体，骺板骨化后成为骺线。骺板（生长板，growth plate）不断增殖，又不断骨化，使骨干增长。骨膜不断造骨，使骨干逐渐增粗。

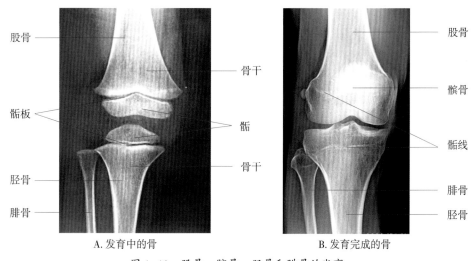

A. 发育中的骨　　　　　　　　　B. 发育完成的骨

图 1-10　股骨、髌骨、胫骨和腓骨的发育

　　佝偻病是骨生长过程中软骨基质钙化不足引起的，导致软骨细胞持续生长，产生过多的软骨和较宽的骺板。钙化不足的软骨基质在体重的应力下弯曲，可导致肋弓扩大，也可出现骨盆变形。

　　骺板外伤后导致的软骨缺失可致肢体短缩。生长激素分泌亢进可致骺板无节制生长，形成巨人症，反之则成为侏儒症。故在触诊时要牢记各骨的成骨时间，结合 X 线片，明确患者骨骼的年龄特征是否正常。

籽骨

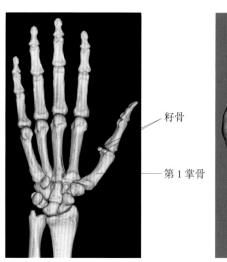

A. 拇指掌指关节的籽骨

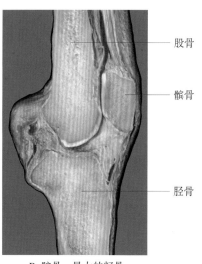

B. 髌骨，最大的籽骨

图 1-11　籽骨

　　籽骨由肌腱骨化而成，直径从几毫米至几厘米，小的籽骨不易触及，如拇指掌指关节处的籽骨，比绿豆籽还要小。髌骨为最大的籽骨（图 1-11）。籽骨可缓解关节囊的压力，或灵活滑动、减少摩擦并改变肌的牵引方向。

骨性标志的性别、年龄和职业差异

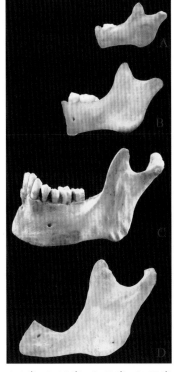

A. 2岁，B. 10岁，C. 40岁，D. 80岁

图1-12　下颌骨形态的年龄差异

　　骨性标志在不同年龄、职业、性别等都不同程度地存在着差异（图1-12~1-15），如下颌骨的年龄差异就非常大。一般来说，男性的较女性的明显，成年人的较青少年的明显，体力劳动者的较脑力劳动者的明显。在同一个体左右侧的结构可有不同，如在眶上缘，左侧为眶上切迹，右侧为眶上孔（图1-13），在按压时手感会不一样。在临床触诊时都应予以注意。

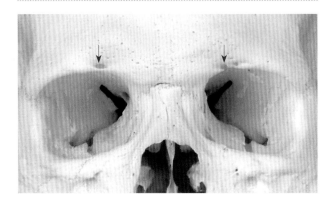

图1-13　眶上孔（右）和眶上切迹（左）

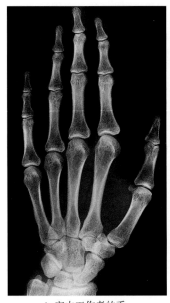 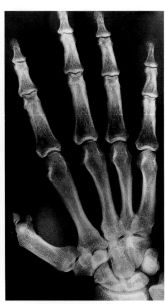

A. 室内工作者的手　　　　　B. 体力劳动者的手

图1-14　手骨形态的职业差异

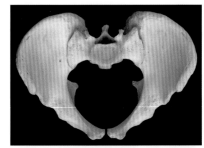

A. 男性骨盆

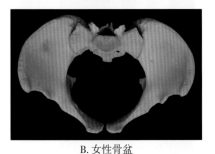

B. 女性骨盆

图1-15　骨盆形态的性别差异

骨连结

骨连结有直接连结和间接连结两种。直接连结是骨与骨借纤维结缔组织、软骨或骨连结，不活动或有少许活动，如颅骨间的连结（图1-16）。间接连结又称关节，其基本结构是关节面、关节囊和关节腔，辅助结构有韧带、关节盘、滑膜襞或滑膜囊。关节运动灵活，不同关节运动幅度不同。

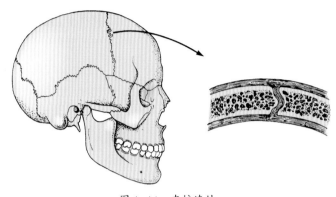

图1-16 直接连结

人类的骨连结进化的非常合理与精巧，形态与其功能高度适应。颅骨以缝相连，严密牢固，保护大脑（图1-16）。关节则表现为运动的灵活性与稳定性的对立统一。如上肢为主要的劳动器官，其关节的韧带纤细，关节囊松弛，运动灵巧。下肢担负承重和行走任务，则关节硕大，关节囊厚而紧张，韧带粗壮，结构稳固（图1-17）。

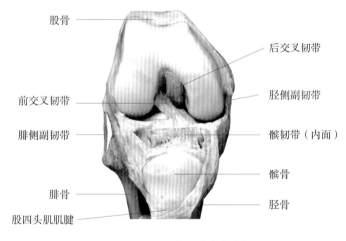

股骨
后交叉韧带
前交叉韧带
胫侧副韧带
腓侧副韧带
髌韧带（内面）
髌骨
腓骨
胫骨
股四头肌肌腱

图1-17 间接连结（膝关节）

韧带

关节的韧带多为致密结缔组织构成的条索状结构，连接于关节的两骨之间，有加强其稳固性或限制过度运动的作用。韧带有囊内、外韧带之分。有的韧带是独立的（如交叉韧带），有的为关节囊的增厚部分（如胫侧副韧带），或为肌腱的直接延续（如髌韧带）（图1-17）。

肌肉的形态和结构

本章介绍的肌肉是骨骼肌。按骨骼肌的形态可分为长肌、短肌、扁肌（阔肌）和轮匝肌（图1-18，1-19）。骨骼肌所处的部位决定功能。长骨分布于四肢，收缩时可产生大幅度和快速的运动（如肱二头肌）。短肌多位于躯干深层和手、足部，产生小的或精细的运动（如骨间肌）。扁肌位于躯干，参与胸、腹壁的构成，辅助呼吸或维持腹压（如背阔肌和膈肌）。轮匝肌呈环形，位于孔裂的周围，收缩时关闭孔裂（如口轮匝肌）。

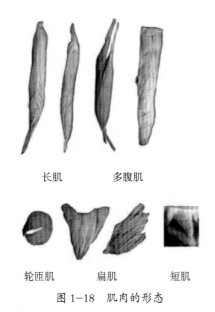

长肌　　　多腹肌

轮匝肌　　扁肌　　短肌

图 1-18　肌肉的形态

每块肌肉都有特定的神经支配。感觉神经传递肌的痛温觉和本体觉，运动神经支配肌的运动。在正常清醒的人体中，各肌都有少量运动单位在轮流收缩，使肌保持一定的张力，即肌张力。肌张力对维持身体的姿势和运动起始起着重要作用。

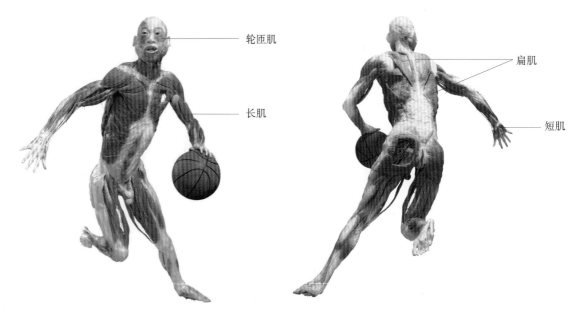

轮匝肌

长肌

扁肌

短肌

图 1-19　肌的形态和配布（塑化标本，隋鸿锦教授惠赠）

　　肌肉以肌纤维为主构成。长肌有中间的肌腹和两端的肌腱组成，肌腱附于骨面上（图 1-20A）。肌腹收缩时变短变硬；舒张时恢复静止的长度，变软。扁肌起始部为膜状腱性结构，称为腱膜。每块长肌一般有 1 个起点、1 个止点，起点的数目也有二头、三头或四头的。每一块肌肉都有肌外膜包绕。每一块肌由许多肌束组成，每一个肌束有肌束膜包绕。肌束由许多肌纤维组成（图 1-20B），每一条肌纤维有肌内膜包绕。

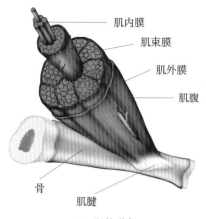

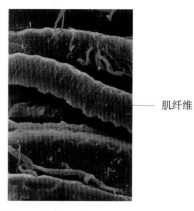

A. 肌的形态　　　　　　　　　B. 肌的结构［肌纤维扫描电镜（引自：人体，左焕琛）］

图 1-20　肌的形态和结构

　　人体骨骼肌纤维分为红肌纤维和白肌纤维。前者糖酵解能力差、收缩速度慢、耐力强，能长时间运动，又称慢肌纤维，适合长跑；后者有较强的糖酵解能力，但有氧能力、收缩速度及疲劳阻力较差，能短时间运动，高强度、爆发力强，又称快肌纤维，适合短跑。大多数人每块肌肉皆含有红、白肌纤维，维持各 50％ 的比例，径赛中的长、短跑运动员的比例不同。由于遗传作用，这个比例从出生后 5 个月就已确定，1 年后形成，通过后天锻炼无法改变。

肌性标志

　　肌肉在静息状态下外形轮廓不太清晰，但在收缩时清晰可见，其轮廓即为肌性标志，经常锻炼者，特别是健美者的标志更为明显（图 1-21）。可根据这些肌性标志，确认肌的位置、状态和毗邻关系。因瘫痪或废用（如四肢被支架固定时），肌肉会萎缩和变形。触诊时，两侧肢体的同一块肌肉可互为参照进行对比。

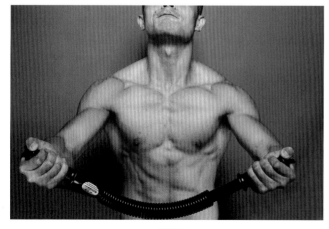
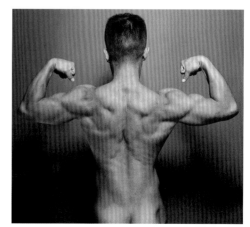

A. 前面观　　　　　　　　　　　B. 后面观

图 1-21　肌性标志

肌肉运动的协调

所有的运动均源自肌肉间的协调，否则不能产生运动。每一块肌肉有5种作用：①原动肌：以它为主完成某一特定动作（图1-22A）；②拮抗肌：与原动肌作用相对抗（图1-22B）；③固定肌：产生静力收缩，增加张力，以固定原动肌的起点（图1-22C）；④协同肌：原动肌在到达产生主要运动的关节前跨过几个关节，为避免中间的关节产生不必要的运动，一组肌收缩以稳定中间关节（图1-22D）；⑤支撑肌：主动运动时维持人体的整体姿势，如躯干肌。判断一个动作正常与否，要从这种肌肉的协调功能整体考虑。

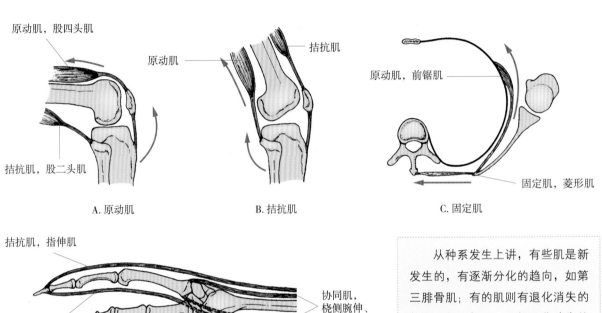

原动肌，股四头肌

原动肌

原动肌，前锯肌

拮抗肌

拮抗肌，股二头肌

固定肌，菱形肌

A. 原动肌　　　　　　　　B. 拮抗肌　　　　　　　　C. 固定肌

拮抗肌，指伸肌

协同肌，桡侧腕伸、腕屈肌

原动肌，指屈肌

D. 协同肌

图 1-22　肌肉运动的协调

从种系发生上讲，有些肌是新发生的，有逐渐分化的趋向，如第三腓骨肌；有的肌则有退化消失的趋向，如耳郭肌；已经退化消失的肌若重新出现，则为返祖现象，如指深伸肌。

锤骨

砧骨

面神经

鼓索

镫骨

镫骨肌

鼓环

图 1-23　镫骨肌

人体内最小的肌

人体内最小的肌为镫骨肌（图1-23），直径约1 mm，收缩时牵拉镫骨向后，防止镫骨过度运动，降低内耳的压力。人体最短的肌是立毛肌，它附于毛囊与真皮乳头层之间，当我们感冒或恐惧时，立毛肌收缩使毛发竖起，产生鸡皮疙瘩。这也是我们的祖先在发现敌人时毛发竖起能力的一种进化吧！

四肢血管的配布

在四肢，较大的动脉一般位于内侧或屈侧，肌肉的深面，与同名深静脉伴行（图 1-24）。浅静脉位于浅筋膜内，不与动脉伴行，在体表即可看到（图 1-25）。由于动脉和静脉的结构和功能不同，故触诊时动脉有搏动感，静脉则无。注意动脉搏动的强度，同时要注意其毗邻关系。

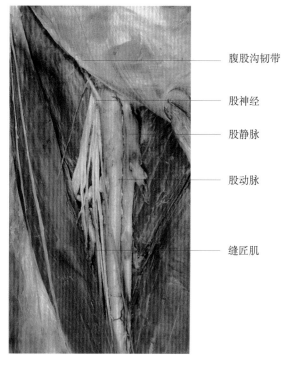

腹股沟韧带

股神经

股静脉

股动脉

缝匠肌

图 1-24 股动脉与股静脉、股神经的毗邻关系

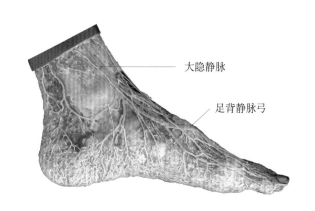

大隐静脉

足背静脉弓

图 1-25 浅静脉的分布（足内侧面观）

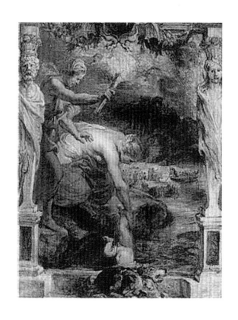

跟腱为何叫 Achilles 腱？

据神话传说，希腊之神 Achilles 出生后被母亲手握足跟放进冥河神水中浸洗，因此，除手握足跟处，其他部位刀枪不入，力大无比。Achilles 长大后，率领希腊军队一举攻下特洛伊城，杀死了特洛伊国王。就在凯旋之际，Achilles 不幸被残敌用毒箭射中跟腱而死，人们把跟腱这一全身唯一的致命弱点称为 Achilles 腱（Achilles heel）。其实不然，跟腱就是一个重要的腱性标志。但说明人类很早就对跟腱有所认识。你知道如何触诊跟腱吗？

周围神经

周围神经呈条索状，在一些特定部位触诊时可粗略触摸到，但边界不清晰，如臂丛锁骨上部（图1-26）、尺神经等。神经对触诊敏感，没有特殊需要一般不宜触及。在尺神经沟内走行的尺神经，可在肱骨内上髁后外侧触及（图1-27），当你用力按压尺神经沟内的尺神经，前臂和手掌尺侧，特别是小指有麻胀感（麻骨，funny bone）。此处尺神经表面仅覆以皮肤和浅筋膜，当受到有棱角物体的撞击或患者肘部长时间置于手术台边缘，均可造成压迫性神经伤。

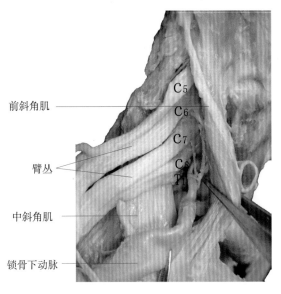

图1-26　臂丛锁骨上部（彭田红博士制作）

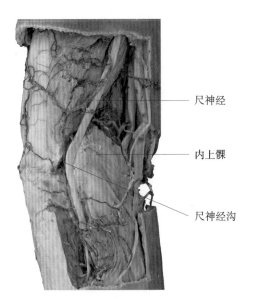

图1-27　在尺神经沟内走行的尺神经

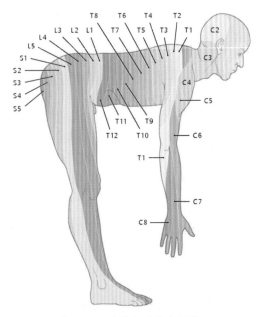

图1-28　皮神经的分布规律

在胚胎发育早期，每对脊神经都分布到特定的肌节和皮节，此后随着发育过程的不断进行，演化为相应的肌群和皮肤发生了形态和位置迁移。但神经与其对应关系不会改变，分布范围是恒定的。所有脊神经后支和胸神经前支的分布有明显的节段性。由于肢芽生长具有方向性，从而导致肌节和皮节的位置变化很大，相应的神经也随着发生变化（图1-28）。了解脊神经的这些分布规律有重要的临床诊断价值。

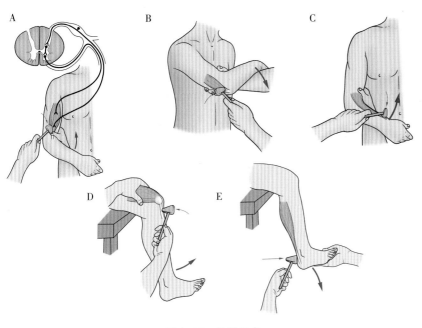

图 1-29 肌腱反射

在骨科触诊中，了解肌腱反射的原理，掌握肌腱反射检查方法，对于某些神经损伤的定位诊断是非常有用的（图 1-29）。肱二头肌腱反射：C5，C6（敲击肱二头肌腱产生屈肘）（A）。肱三头肌腱反射：C6~C8（敲击肱三头肌腱产生伸肘）（B）。肱桡肌腱反射：C5~C7（敲击肱桡肌腱产生桡尺关节旋后）（C）。髌反射：L2~L4（敲击髌韧带产生伸膝）（D）。跟腱反射：S1，S2（敲击跟腱产生踝关节跖屈）（E）。

淋巴结

淋巴结呈豌豆形，大小不一，位置恒定，多成群分布，引流各自特定区域的淋巴。较大的淋巴结群位于腋窝、腹股沟和颈部等处（图 1-30）。正常淋巴结触摸时手感柔软，边界不清，可稍移动，无触痛。炎症或肿瘤转移累及淋巴结时，体积增大，硬度增加，有明显触痛。

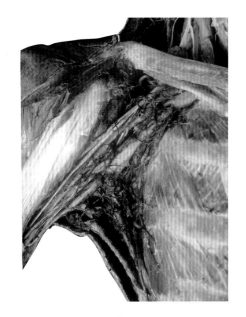

A. 腋淋巴结

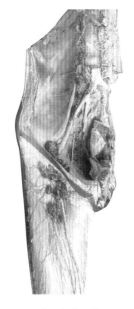

B. 腹股沟淋巴结

图 1-30 淋巴结的分布（普鲁士蓝染色）

腋窝、腹股沟部分布有数十个大小不等的淋巴结，当上肢或乳腺、下肢或会阴部感染或有肿瘤转移时，可致相关淋巴结肿大，触诊时应予以注意是否肿大或触痛，并判断引流范围是否有病变。

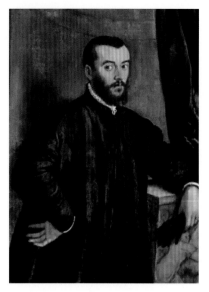

安德烈·维萨里（1514~1564）

比利时解剖学家维萨里从青年时代便致力于解剖学研究，曾冒着遭受宗教迫害的危险从事人体解剖，获得大量的第一手解剖学资料。他于1543年出版了巨著《人体的结构》，系统地记述了人体各器官系统的形态结构，配有精美的插图，从而建立了现代人体解剖学的雏形。维萨里为医学的发展开拓了一个新时代，被后人誉为"现代解剖学之父"。

1858年，亨利·格雷出版的 *Gray's Anatomy*（《格氏解剖学》），至今已有160余年，经过41次修订、再版，其内容的广度和深度都取得了长足的发展，影响了无数的解剖学者、临床医师，成为名副其实的"解剖学圣经"。第41版 *Gray's Anatomy* 由丁自海、刘树伟教授译为中文，为中国读者提供了最新的解剖学信息。当今的 *Gray's Anatomy* 以经典的人体解剖学为基础，广泛吸纳了细胞和分子生物学、神经生物学、胚胎学和组织学、功能解剖学、影像解剖学和微创外科解剖学等学科的最新成就，将其有机地融为一体。全书与临床实践思路一致，极具针对性和实用性，从而极大地拓宽了解剖学的理论内涵和应用范畴。

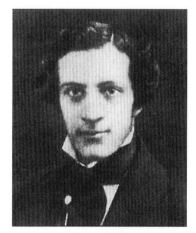

亨利·格雷

（丁自海）

第二章　骨科触诊基本功

骨科触诊技术是骨科医生的基本功，康复医生或理疗师也需要掌握。

骨科触诊的意义

触诊是技术，是艺术，也是一种智慧。触诊需要灵巧的双手，更需要心平气和、冷静思考。触诊是骨科最原始最基础的诊断技术，因它不受时间、场地、设备的限制，方法简便实用，依靠一双温暖、灵活、敏感的手和智慧的大脑，即可做出初步诊断，深受医患双方的欢迎。触诊技术是一个细活巧活，需要反复训练、潜心体验才能成竹在胸。骨科触诊的最高境界是得心应手。

许多骨科疾病具有鲜明的体貌特征，但仅靠文字描述难以准确表达或被读者真正理解和接受。以图文并茂的方式描述骨科触诊的解剖学知识，会收到事半功倍的效果。目前虽然先进的影像诊断仪器设备效果不错，但触诊技术仍不可或缺，更无法替代。

骨科触诊的人文关怀

医生触诊前应向患者详细介绍触诊的目的、程序、范围和注意事项，让其心中有数，身心放松，主动配合，以避免产生不必要的误会或影响检查效果，这也是一种医生与患者心灵沟通的艺术。冬天室内温度要适宜，用冰凉的手触诊会使患者感到不舒服，应提前"预热"。每一次触诊后都要洗手。触诊的动作要轻柔、缓慢和准确，避免反复触诊一个结构或用力过大，否则患者会感到不适。对老人、儿童、孕妇、残疾人、智力缺陷或需要特别照顾的患者触诊时，更应小心谨慎，倍加呵护。有严重疾病的患者不宜进行触诊。检查躯干或敏感部位时要做必要的遮挡，以尊重患者的隐私。根据具体病情，患者可卧位、坐位或站位，以舒适和利于诊断为准。嘱咐患者尽可能穿着宽松衣服，必要时提前适当活动一下肢体。

骨科触诊的基本知识

触诊的工具简单，通常用2~3个手指的指腹或手掌。指腹的神经末梢超过8 000个/cm²，触觉最为敏感，以至于每个触觉感受器可以感触到不足0.03 g重量的压力，还不及一个家蝇的重量。

人体同一类器官的结构大致是相同的，但在不同个体和不同状态下的这类器官的结构会有所不同，触诊感觉也自然不一样，如皮肤的厚度、细腻度和柔韧度，关节活动度，肌收缩时的硬度，骨性标志的大小和形状。有比较才有鉴别，即使同一个体，左右侧同一种器官的状态也可能不同。

骨科触诊是一种需要通过反复练习才能得到的技能，初学者不要期待完美无瑕，一蹴而就。正确、熟练的触诊技巧源于你的勤学苦练，包括在你自己身上的反复练习，熟能生巧。记录每次练习的感受、每个结构的形态特征。记录（文字或绘图）也是一项基本功、好习惯，日积月累，就有了收获。

骨科触诊的基本方法

美国有一位资深骨科专家建议，所有的骨科新手触诊手法的训练都要先在自己身上或同事身上练习，获得基本技能后再用于患者身上。一位著名康复专家建议，如有条件可在自己熟悉的猫、狗身上练习，以获得手感和手法。这是个好主意，好建议。

触诊是通过医师的手接触患者局部器官进行检查或诊断的方法，需要仔细体验、精准判断；需要对触诊部位的器官或组织正确定位，感触结构的质地、轮廓、大小、移动度、硬度，甚至患者的反应表情，都可提供直观的依据，以帮助做出正确评价或诊断。

在做触诊前，不仅要弄清楚触诊目标（如骨、肌肉）的正常形态、结构，还要了解触诊部位是否有畸形、变异或发育异常，以及性别、年龄、职业上的差异；了解既往外伤史或手术史。结构是功能的基础，而功能是结构的表象。认识每一个器官的正常结构和功能，会使你遇到异常时能够正确判断问题的症结在哪里；有助于确认后续手术操作的部位、方向、角度或深度。

触诊是利用腕关节、掌指关节和指骨间关节的协同作用，通过触摸、按压进行柔和滑动而完成的诊断技术（图2-1）。对于骨科医师而言，感受器官定位和形态特征，对骨性、肌性结构的位置、形态和质地了如指掌，可使操作更加安全、规范、准确和迅速。医生应站在有利于操作又舒适的位置进行触诊。

触诊的动作要以柔克刚，以简胜繁。缓慢移动会使你的手触觉更加敏感，匆忙只会干扰你的正确判断。注意力要始终集中在你触及的结构是什么？感觉如何？（图2-2，2-3）。

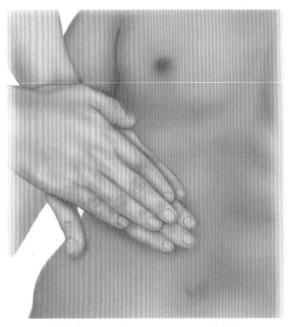

图2-1　手法轻柔而缓慢，才会有敏锐感觉和正确判断

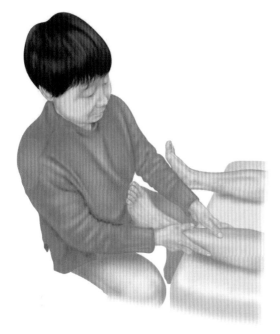

图 2-2　闭上你的眼睛，仔细感受所触诊的结构的质地、形态和范围

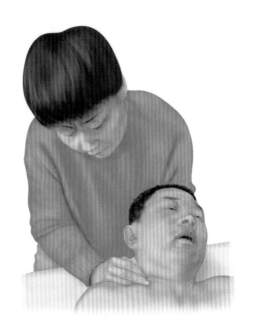

图 2-3　用力适度会使患者更易于接受

不同结构的触诊技巧

1. 初学者要迈好第一步

● 循序渐进，耐心细致。让你的大脑记录手感觉到的是什么东西。

● 平静呼吸，手指放松。通过平静呼吸，放松你的手腕和手指，更有利于触诊。

● 如有疑问，尽量少做。有疑问时停下来想一想，不要刻意用力压挤所触及的结构。

● 器官变异，无处不在。每个器官都有可能出现位置、形态、数目等变异，这是常态。

● 保持好奇心和想象力。受遗传、病变等影响，有的器官可能会发生你想象不到的变化。

● 实践出真知。触诊是一种需要不断重复而形成的技能，尽管有时会感到有些乏味。

2. 触诊皮肤　皮肤为表层组织，易于触诊。注意皮肤的温度、柔韧性，有无压痛、红肿及颜色改变。因部位不同，皮肤的质地会不同，如手掌和足底，经常受到摩擦而变厚。以触诊手部皮肤为例来练习：

（1）把示、中、环指指腹放于对侧手掌上。

（2）指尖轻轻地扫过皮肤但不移动它。皮肤是光滑还是粗糙？是软还是硬？是油性、多汗还是干燥？在手背皮肤重复此练习。

（3）指尖回到掌心。用指尖原位揉动手掌，皮肤能移动吗？移动度有多大（图 2-4）？

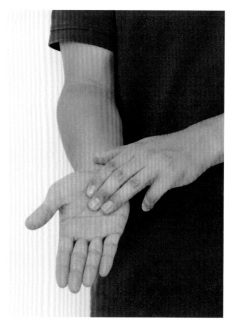

图 2-4　触诊手掌皮肤有什么感觉

17

（4）展开手掌并观察皮肤的改变。

（5）在手背重复这个练习。感受手掌皮肤和手背皮肤质地、移动度有哪些不同。

（6）在身体其他部位的皮肤尝试这个练习并比较自己的不同感觉。

（7）在不同的患者身上尝试这个练习并比较自己的不同体验。

3. 触诊筋膜 筋膜分为浅筋膜和深筋膜。浅筋膜位于皮肤深面，又称皮下组织。浅筋膜网状结构的复杂性可从皮纹（张力线）中看出，它反映浅筋膜中胶原纤维的走向，展示了结缔组织是怎样适应牵拉的。不同筋膜层的排列方向与其相应胶原纤维的应力方向一致，不同方向胶原纤维构成的多层次筋膜赋予了其独特的形状。由于筋膜的位置和状态不同，在触及时可似有波浪形、致密或光滑的感觉。深筋膜由致密结缔组织构成，包绕肌肉并深入肌间隙，形成复杂的肌筋膜系统，现在认为，没有深筋膜的辅助，肌肉就不能完成有意义的运动。

自然状态下，筋膜可呈固态或半流体样。筋膜以何种形式存在，取决于局部温度、压力和施加于该组织的张力，更与年龄、性别及身体状态有关。触诊筋膜的技巧比触诊人体的其他组织更具挑战性。先尝试触诊肘和前臂的筋膜（图 2-5）：

（1）稍屈曲一侧手臂，用另一只手的拇指和示指在肘部鹰嘴处捏起松弛的皮肤。

（2）牢牢地捏住皮肤，看看是否能移动手指间的软组织，为什么能移动？

（3）捏住指间的皮肤不动，屈伸肘部，感受拉紧和松弛的转换。

（4）在前臂的不同部位做同样的抓捏。在前臂某部位用彩笔做个标记线。眼睛盯着标记线，是否能够通过牵拉手臂不同部位的软组织来使标记线移动，移动多远？

（5）在身体的不同部位做这种练习，比较不同部位皮肤的"移动"幅度。

（6）在不同患者身上做这种练习，比较不同部位和不同人皮肤的"移动"范围。

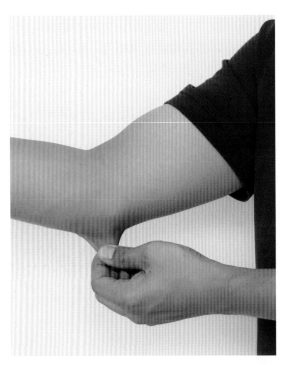

图 2-5　用拇指和示指捏起肘部鹰嘴处疏松的皮肤，让它在手指间滑动，并朝不同的方向轻轻地牵拉，感受筋膜是怎样移动的

4. 触诊肌肉　触诊肌肉前，要熟悉不同肌肉的起止点和功能，以正确判断某一运动是否有问题。了解什么是原动肌、拮抗肌、协同肌、固定肌和支撑肌。要明白所有的运动均源于相关肌肉间的协调，否则不能产生真正的运动。判断一个运动正常与否，要从相关肌肉的协调功能整体考虑。肌肉运动时会改变形状，舒张时肌纤维变长变软；相反，收缩时肌腹变厚且整块肌肉变硬。这个练习可从前臂肌开始：

（1）用一只手握住对侧的前臂，感觉肌肉的张力（图 2-6）。

（2）慢慢屈、伸腕部，注意接触的肌肉形态、硬度是怎样改变的。

（3）伸拇指时哪些肌肉收缩？哪些肌肉舒张？实地感受一下。

（4）用手握住前臂的不同部位并继续这个练习。与筋膜相比，触及肌肉的感觉有何不同？

（5）在小腿后面试试这个练习（图 2-7）。为了观察和触诊小腿三头肌的收缩与舒张，可不断地使踝关节背屈和跖屈。

（6）尝试在不同患者身上做同样的练习，并比较不同的体验。

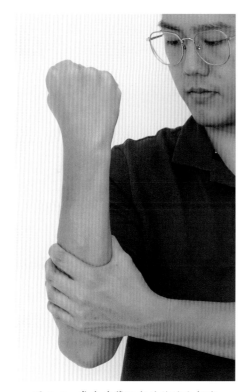

图 2-6　感受前臂肌肉的收缩和舒张

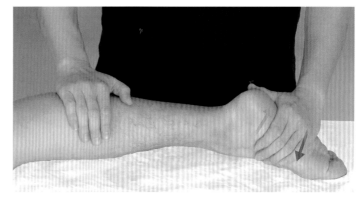

图 2-7　感受小腿三头肌的收缩和舒张

5. 触诊肌腱　肌腱由致密结缔组织组成，借此使肌与骨连结。肌腱富含胶原纤维，在传递肌产生的力量时，胶原纤维赋予肌腱以强度和弹性。肌腱止点的牵张形成了骨的隆起、结节或嵴。熟悉这些原理有助于理解肌腱的功能以及肌与骨是怎样相互作用的。

当肌腹拉动肌腱时，肌腱给人一种更硬的感觉，而当肌松弛时则有柔软感，这种特性有助于把肌腱与韧带区分开来。在触诊肌腱时，应先找到肌腹，沿肌纤维方向追踪到肌在骨的附着处之前的平滑部位即为肌腱。像骨和肌肉一样，肌腱的形态和大小取决于其功能和位置。如背阔肌的肌腱宽扁（称腱膜），而前臂部的肌腱呈条索样。手腕部肌腱众多，可在此部练习肌腱触诊：

（1）要利用容易进行肌定位和观察运动的部位，如运动拇指的肌和肌腱。

（2）用力或轻轻伸、屈拇指，感觉皮肤深面肌腱移动幅度和硬度变化。

（3）拇指位置不动，在握拳和松开时，感觉其他手指肌腱移动和位置改变（图2-8）。

（4）沿拇指伸肌腱向肘部触及，感受肌腱至肌的过渡（图2-9）。

（5）沿手背伸肌腱向手近端触及，感受各肌腱的位置。

（6）触诊不同部位的肌腱重复这个体验。髌骨附近和足背也是很好的练习肌腱触诊的部位。

（7）在不同患者身上尝试这个练习并比较不同的体验。

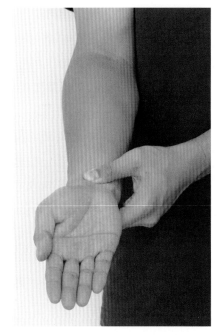

图2-8 伸屈腕关节，感受肌腱的张力

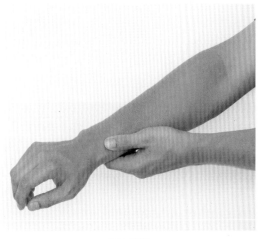

A. 触诊肌腱

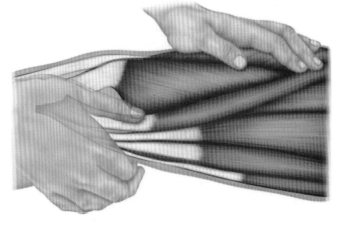

B. 示意图

图2-9 感受肌腱向肌腹的过渡

必要时可检查腱反射。叩击髌韧带引起快速伸小腿的现象称膝反射（图2-10）。不同反射的反射弧路径是不一样的，知道反射弧的路径对于诊断损伤部位至关重要。如髌韧带的感受器为髌韧带内的腱梭，传入神经为股神经的感觉纤维，中枢为脊髓L2~L4节段，传出神经为股神经的运动纤维，效应器为股四头肌。刺激髌韧带，腱梭受牵张产生冲动→股神经感觉纤维→脊髓L2~L4节段→股神经的运动纤维→股四头肌收缩→小腿抬起。膝反射异常表现为减弱、消失或亢进。

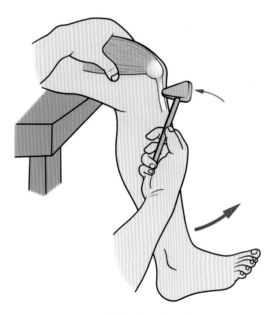

图 2-10 注意膝反射是怎么产生的

6. 触诊骨 因骨坚硬和有稳定的形状而易触及。先从触诊肘部骨开始练习触诊技巧：

（1）向前举起手臂，屈肘。

（2）用指腹或手掌作衬垫，找出肘部的尺骨鹰嘴（图 2-11）。

（3）屈、伸肘时，触到的骨形状和位置是否改变？

（4）保持同样的姿势并向肘的两侧移动示指和拇指，可触及肘两侧的肱骨内、外侧髁。

（5）用示指和拇指轻轻按住肱骨髁，并屈伸肘部，手下的隆起形状是否改变？

（6）向鹰嘴远侧能触及多远，向肩部方向能触及多远？

（7）在身体的不同部位做这个练习。膝部和踝部是很好的练习部位（图 2-12）。

（8）在不同的患者身上做同样的练习，比较哪些结构的特征是相似的，哪些是不同的。

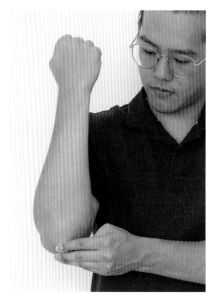

图 2-11 运动肘关节，探查鹰嘴位置是否改变

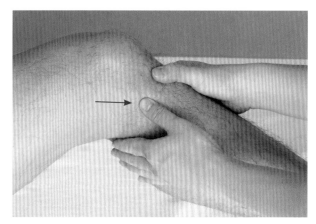

图 2-12 运动膝关节，探查腓骨头（→）位置是否改变

有些骨性标志具有性别、年龄或职业差异，如从事体力劳动的成年男性骨性标志要明显一些。有些骨性标志在出生时就存在，有的在出生后才逐渐形成，如乳突，出生时并不明显，由于胸锁乳突肌运动牵拉才逐步增大。肌腱在骨的附着部位形成的牵张力，有形成骨性突起或使其更明显的能力。熟悉骨的局部形态特征，有助于理解骨和肌肉是怎样相互作用的。

7. 触诊韧带　韧带是由抵抗应力的胶原纤维构成的结构，使骨与骨相互连接在一起。韧带能限制关节运动并维持关节的稳定。从收缩和牵拉能力上看，肌和肌腱被视为动力稳定器，借此产生运动，适度的运动能维护关节的稳定；韧带为静力稳定器，因为它只抵抗拉伸扭曲而不能收缩，但对关节的稳定至关重要。当肌收缩时肌腱会改变形状并变得坚硬，而韧带没有这种明显变化，可作鉴别。韧带触诊可从踝部开始练习：

（1）跷起二郎腿，用拇指触及内踝。

（2）将拇指放在内踝的下缘，然后再轻轻前移（图2-13）。

（3）当拇指向下压时让足做旋转运动，找出踝关节的间隙和相连韧带。

（4）除三角韧带外，还有几种韧带稳定踝关节？触诊构成踝关节的骨、韧带和毗邻的肌腱，并比较它们的不同。

（5）与对侧交替练习并做比较，与不同部位的韧带触诊感受做比较。

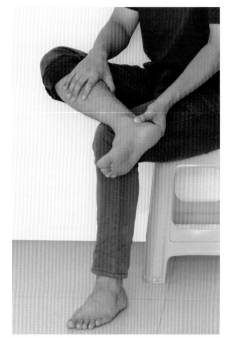

图 2-13　触诊踝关节的韧带

8. 触诊软骨　软骨内由于成分不同而分为弹性软骨、透明软骨和纤维软骨，在硬度和功能上有所不同。弹性软骨中弹性纤维含量比例最高，如耳郭。透明软骨中纤维含量最少，如肋软骨（图2-14）。纤维软骨中胶原纤维含量最高，如椎间盘纤维环及半月板。纤维软骨能缓冲关节运动，并保持关节运动的连续性。不同软骨的触诊感觉是不一样的。

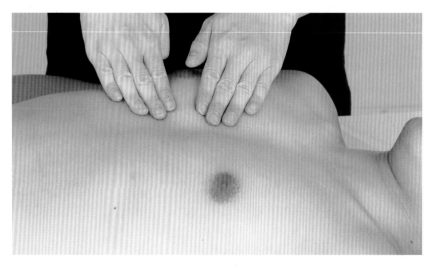

图 2-14　触诊肋软骨是什么感觉？

9.触诊关节 触诊关节时，主要是了解关节活动是否正常。要清楚关节主动活动度、被动活动度和抵抗活动度，以便做出正确判断。对关节的解剖结构是如何影响其运动的要有清晰认识，对不同关节的运动形式要了如指掌。

（1）关节主动活动度：当一个人独立移动物体时即发生关节的主动活动，由此证实患者有主动自发、主动执行运动关节的能力。为了完成某个主动活动，所有相关结构和系统必须协同工作。与被动活动相比，主动活动的强度可能稍微弱些，因为神经系统限制其活动度以保护运动关节的肌和肌腱（图 2-15）。

评价主动活动度的步骤包括：患者采用舒适、直立的对称姿势；医生的站位以能够观察到患者运动和面部表情为宜；医生先示范让患者完成运动的动作，然后指导患者在其觉得舒适的范围内活动。在正常节律或对称状态下，观察运动是否受限。让患者对侧肢体重复上述动作，并比较两侧肢体的活动是否有差异。

（2）关节被动活动度：当患者保持放松，医生移动其关节在可能的范围内活动产生的关节被动活动（图 2-16）。医生即可获得运动终末感，也就是关节被动运动达到最末端时所获得的手感或抵抗感（限制因素）。肌和肌腱被动伸屈时，关节的运动终末感能反映运动中被动或惰性稳定结构的健康状况，也包括执行运动的拮抗肌（如被动屈肘也可评估伸肘结构的健康功能状况）。

（3）抵抗活动度：当患者试图活动一个关节，受到来自医生设置的阻力时产生的抵抗力。抵抗活动度用来评价相关神经、收缩肌的健康状况（图 2-17）。

抵抗活动度的评价步骤包括：患者置于舒适、直立的对称姿势；医生处于施加抵抗运动并能观察患者面部表情的位置。施加抵抗力，让患者尝试运动关节。患者产生的肌收缩将是固定的（等长），即不产生运动。患者只需要配合抵抗施加的外力，而不要试图克服它；询问患者在运动过程中有无不适或疼痛；而后再在对侧重复同样的运动，并比较两侧的差异。

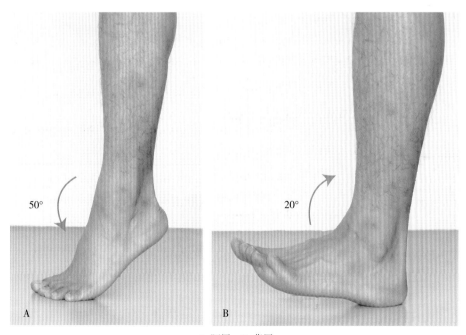

A.跖屈；B.背屈

图 2-15 检测踝关节主动活动度

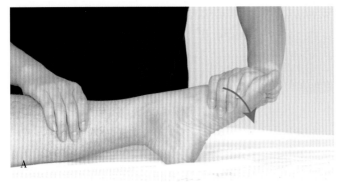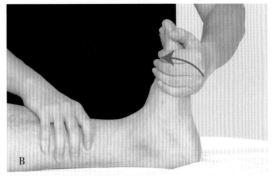

A. 跖屈；B. 背屈

图 2-16　检测踝关节被动活动度

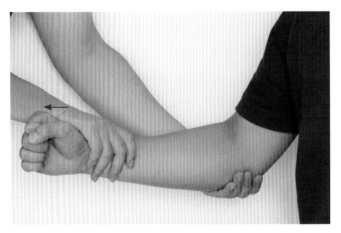

图 2-17　屈肘时观察抵抗活动范围（红箭头指明操作者的施加
力方向，绿箭头指明患者抵抗力的方向）

触诊血管和神经

　　触诊上述结构时，尽可能避免触及血管或神经。如必要，在动脉走行的部位轻轻按压，手指触到的搏动就是压住动脉的指征，感受动脉跳动的力度、次数，以及管壁硬度。静脉可以触及，但轮廓不清晰，手下没感觉。神经比较敏感，非必要不触摸。

　　最后再次忠告，学习触诊的最好方法是双手（触诊）与双眼（观察）相结合，活体与标本相结合，与"解剖"为伴，就一定能成为一名会"动手"的优秀骨科医生。

（王增涛　丁自海）

第三章 人体分部和方位术语

了解描述人体分部、位置和结构的规范术语（医学界通用语言）是非常必要的，没有这些规范的术语不可能正确地描述人体的组成，无法确切记录患者临床检查后的解剖结构是否异常。正确使用这些世界公认的专业语言，也有利于进行学术交流。

人体分部

人体从外形上可分为 10 个局部，包括头部（又分为颅部、面部），颈部，背部，胸部，腹部，盆会阴部（又分为盆部、会阴部），左、右上肢和左、右下肢。背部、胸部、腹部和盆会阴部合称躯干。上肢包括上肢带、自由上肢（又分为臂、前臂和手）。下肢包括下肢带、自由下肢（又分为大腿、小腿和足）（图 3-1）。

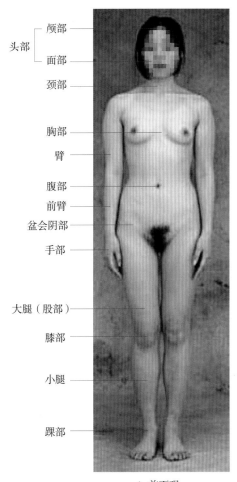
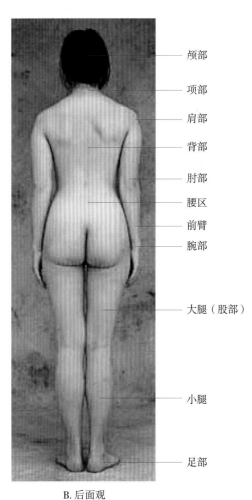

A. 前面观   B. 后面观

图 3-1 人体分部

解剖学姿势

身体直立，面向前，两眼平视正前方，双足并拢，足尖向前，双上肢下垂于躯干两侧，掌心向前，此为解剖学姿势。描述人体任何部位或器官结构时，都要以该姿势为标准，即使被观察的人体、标本或模型是俯卧位、仰卧位、侧卧位或倒置，或只是身体的一个局部，仍应依解剖学姿势进行描述（图 3-2）。

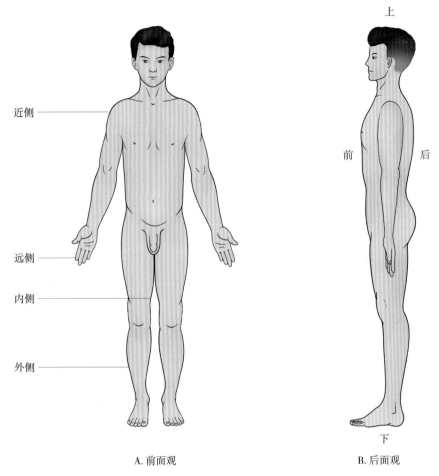

A. 前面观 B. 后面观

图 3-2　解剖学姿势和方位术语

方位术语（图 3-2~3-4）

1. 上和下　描述部位相对高低的术语。头在上，足在下，故头侧为上，远离头侧的为下。

2. 前和后　距身体前面近者为前，距后面近者为后。

3. 内侧和外侧　描述各部位与正中矢状面相对位置的术语。

4. 内和外　描述空腔器官壁各层次相对位置的术语。近内腔者为内，远内腔者为外。

5. 浅和深　描述与皮肤表面相对位置的术语。距皮肤近者为浅，远者为深。

6. 在四肢，距肢体根部近者为近侧，反之为远侧。前臂内侧称尺侧，外侧称桡侧。小腿内侧称胫侧，外侧称腓侧。

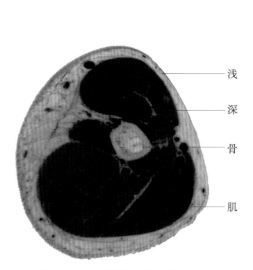

图 3-3　浅和深（股部横断面）

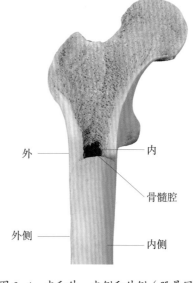

图 3-4　内和外，内侧和外侧（股骨冠状切面）

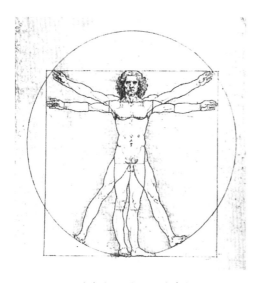

维特鲁威人（达·芬奇）

达·芬奇创作的人体画像"维特鲁威人"以其精准的比例与对称性著称于世。身体设计的初衷可能是为了平衡，解剖学教科书中的插图都是匀称、协调的，但现实中并非如此，基因遗传的变幻莫测和疾病所致，可能出现脊柱侧屈，双肩不平等，双腿不等长及超重、过高等情况。我们在查体时都要注意身体是否符合"比例、对称"，观察肢体活动度、平衡性和协调性。

切面

　　为了准确地描述器官的位置、形态或毗邻关系，根据需要将人体通过不同方向进行切割，显示切面。切面包括矢状切面、冠状切面和水平切面。矢状切面是指前后方向，将人体分为左、右两部的纵切面，沿前正中线的纵切面称正中矢状切面；冠状切面是指左右方向，将人体分为前、后两部的纵切面；水平切面（横切面）是指与矢状面和冠状面相互垂直，将人体分为上、下两部的切面（图 3-5）。纵切面是沿管状器官（如肠管）长轴所作的任意切面。实际应用中，根据需要也有不规则的斜切面。

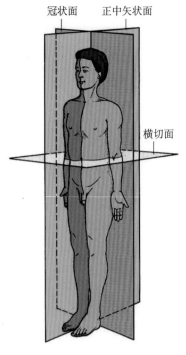

冠状面　正中矢状面

横切面

图 3-5　切面

运动轴是描述关节运动时常用的术语。在解剖学姿势下，假设做出相互垂直的 3 个轴（图 3-6）。垂直轴为从上向下，与地平面相垂直的轴，可完成旋内、旋外运动（A）；矢状轴为从前向后，与垂直轴呈直角交叉的轴，可完成收、展运动（B）；冠状轴为左右方向，与前两个轴相垂直的轴，可完成屈、伸运动（C）。

运动轴

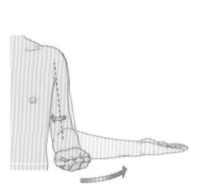

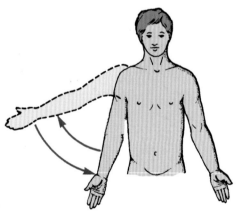

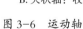

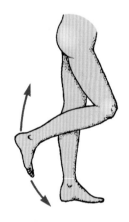

A. 垂直轴：旋内与旋外　　　　B. 矢状轴：收与展　　　　C. 冠状轴：屈与伸

图 3-6　运动轴

正常与异常

　　在人体体质调查中，通常把某一器官的形态、构造、位置或大小等在统计学上占优势者称为正常（图 3-7）。少数人的某个器官在上述方面与正常不同，就可认为它为异常。异常的情况各不相同，如有的异常与正常差别不显著，又不影响其正常功能，则称为变异（图 3-8）。有的变异代表人类进化的方向，称进化性变异，如有的人只有 28 颗牙齿；有的变异属返祖现象，称退化性变异，如有的人尾骨数增加。若超出一定的变异范围，且影响其正常功能者称为畸形，如并指、唇裂（图 3-9，3-10）。畸形属于病理范畴，需手术治疗。

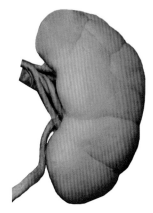

图 3-7 正常（只有 1 支肾动脉，在肾门处分支进入肾窦）

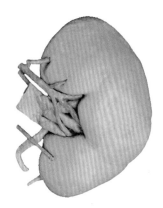

图 3-8 变异（肾动脉在肾门之前分为多支，分别经肾门、上极或下极等处进入肾内）

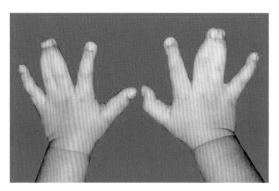

图 3-9 并指，可双指或多指，或部分并指

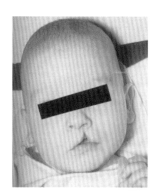

图 3-10 唇裂，单侧、双侧或合并腭裂

现代创伤外科的开山鼻祖——帕雷

帕雷（Ambroise Pare，1509–1590），法国医生。15 岁开始跟随父亲学习理发。1536 年，帕雷取得医疗理发师资格后被招募参军，成为一名专门处理战伤的军医。当时处理伤口的方法是用烧红的烙铁按在伤口上或沸油擦洗伤口，把血管烧结以止血，伤员痛苦不堪，甚至晕厥死亡。这震惊了帕雷，太残忍了！他决心找到人道的创伤救治方法。

1552 年帕雷为一名伤兵截肢，使用了自制的针线和钳子，钳子夹着血管，针线结扎止血。从此告别烙铁止血，沸油擦洗伤口的历史。此后，钳子结合针线的钳夹止血法被不断改良，并沿用至今。帕雷德医双馨，曾先后侍奉过 4 位法国君主，但他也像对待君主一样对待穷苦的患者。1554 年他获得外科博士学位，1562 年升为皇家首席外科医师。

回望医学史，帕雷无疑为现代创伤外科的开山鼻祖。自帕雷之后，作为医学之花的外科学才逐渐次第开放。如果评价帕雷在漫长外科史上的地位，那就是他改变了骨科在治疗方面的角色和骨科医生的社会地位。

这印证了一句名言：不懂外科的理发师不是好医生。

改编自《手术两百年》

（丁自海）

第四章　与骨科触诊相关的系统

骨骼系统

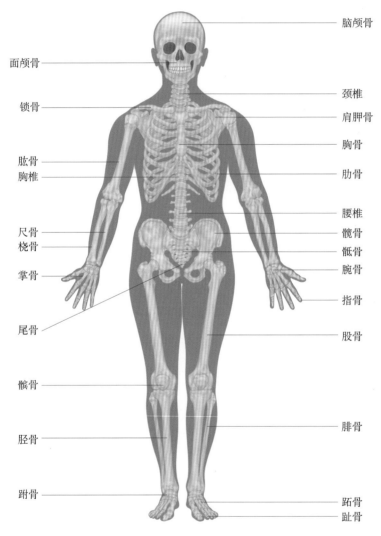

脑颅骨

面颅骨

锁骨

颈椎

肩胛骨

胸骨

肱骨

胸椎

肋骨

腰椎

尺骨

髋骨

桡骨

骶骨

掌骨

腕骨

指骨

尾骨

股骨

髌骨

胫骨

腓骨

跗骨

跖骨

趾骨

图 4-1　骨骼系统前面观

成人有 206 块骨，按其所在部位分为中轴骨和四肢骨。中轴骨包括颅骨、躯干骨。颅骨又分为脑颅骨（8 块）和面颅骨（15 块）；听小骨（6 块）位于颅骨内，但不计入颅骨，常单列。躯干骨（51 块）包括胸骨（1 块）、肋骨（24 块）和椎骨（26 块）。四肢骨包括上肢骨（64 块）和下肢骨（62 块）。上、下肢骨又分为上、下肢带骨和游离上、下肢骨（图 4-1，4-2）。每一块骨都是一个器官。

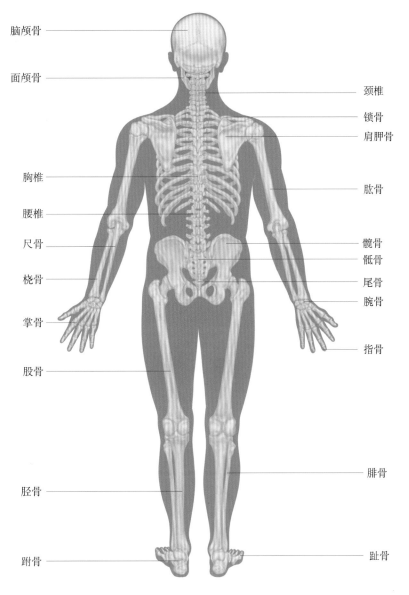

脑颅骨

面颅骨

胸椎

腰椎

尺骨

桡骨

掌骨

股骨

胫骨

跗骨

颈椎

锁骨

肩胛骨

肱骨

髋骨

骶骨

尾骨

腕骨

指骨

腓骨

趾骨

图 4-2 骨骼系统后面观

　　同样重量情况下，活骨的强度同钢铁一样，是钢筋混凝土的 3 倍。在成人，骨骼重量约占体重的 15%，水和固体物质各占骨骼的 1/2。固体物质中，含有约 1000 g 钙，500 g 磷。骨骼中每年约有 10% 的骨组织通过骨的重建代谢进行更新，骨的重建依赖于破骨细胞和成骨细胞的功能平衡，也与骨的力学负荷有关。软骨由于其基质内纤维比例不同而分为弹性软骨、透明软骨和纤维软骨。弹性软骨中弹性纤维含量比例最高，如耳郭。透明软骨中纤维含量最少，如关节软骨，软骨表面光滑且有弹性，有利于关节运动。纤维软骨中胶原纤维含量最高，如椎间盘和半月板，能缓冲运动对关节结构的冲击，并保持关节运动的连续性和稳定性。

关节系统

骨与骨之间借纤维结缔组织、软骨或骨相连，形成骨连结。关节属于间接连结，又称滑膜关节（图4-3）。滑膜关节是骨连结的最高分化形式。关节由关节面、关节囊、关节腔和辅助结构组成。有的关节结构简单，运动灵活，如肩关节。有的关节结构复杂，运动稳健，如膝关节。全身约有238个关节，包括单轴关节47个，双轴关节24个，多轴关节167个。

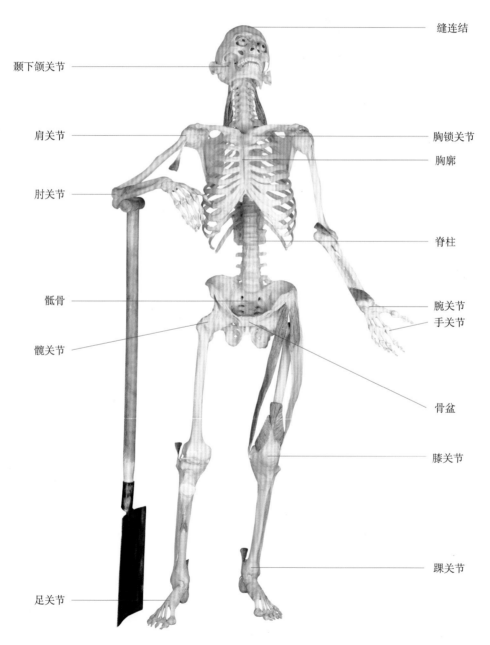

颞下颌关节
肩关节
肘关节
骶骨
髋关节

缝连结
胸锁关节
胸廓
脊柱
腕关节
手关节
骨盆
膝关节
踝关节
足关节

图4-3　全身的骨连结（隋鸿锦教授惠赠）

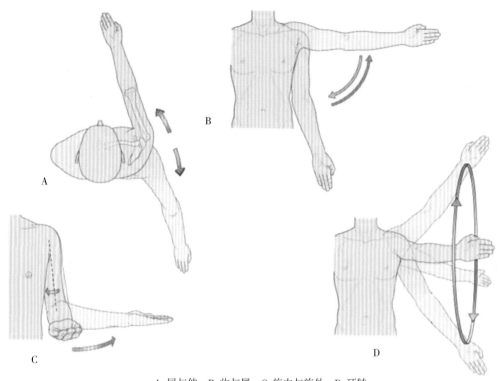

A.屈与伸；B.收与展；C.旋内与旋外；D.环转

图4-4　最常见的7种关节运动形式（肩关节）

关节的类型和运动

按关节运动轴的数目将关节分为单轴关节、双轴关节和多轴关节。运动轴的数量和位置，决定了关节运动形式和范围，其运动形式是沿着3个互相垂直的运动轴所作的运动。

滑动：是最简单的运动形式，即一个关节面与另一个关节面之间的移动，如腕骨间的运动。

屈和伸：关节沿冠状轴进行的滚动，两骨之间的角度变小为屈，反之为伸，多数关节的屈是指向腹侧面成角（图4-4A），而膝关节相反（图4-6）。踝关节运动时，足尖上抬称背屈，反之称跖屈。脊柱向侧方运动称侧屈（图4-7）。

收和展：关节沿矢状轴进行的滚动，远端骨向正中矢状面靠拢为收，反之为伸（图4-4B）。掌指关节的收和展以中指为中心，其他指靠近中指为收，反之为展（图4-8）。踝关节运动时，足底转向内侧称内翻，反之称外翻（图4-9）。

旋内和旋外：关节沿垂直轴进行的滚动，远端骨向前内侧旋转称旋内，反之为旋外（图4-4C），在前臂则称之为旋前和旋后（图4-5）。

环转：上关节面不动，下关节面作圆周滚动，画出一圆锥形的轨迹，实际上是屈、展、伸、收依次连续动作（图4-4D）。沿两个轴以上运动的关节均可作环转运动。

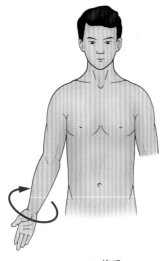

A. 旋后

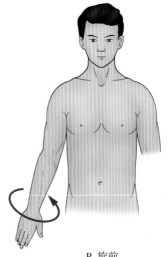

B. 旋前

图 4-5 前臂旋后和旋前

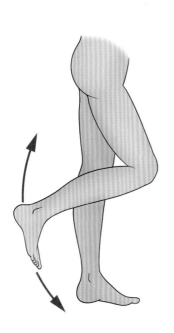

图 4-6 膝关节屈与伸

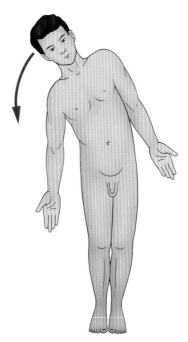

图 4-7 脊柱侧屈

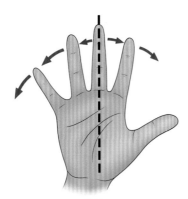

A. 外展

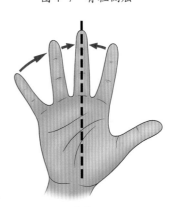

B. 内收

图 4-8 掌指关节的内收和外展

以中指为中心，其他各指远离中指为外展，靠近中指为内收

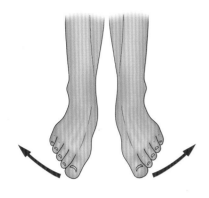 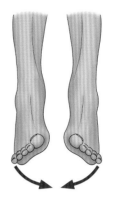

A.外翻　　　　　　　　　　　　　　　　B.内翻

图 4-9　踝关节的外翻与内翻

足外侧缘抬起为外翻，内侧缘抬起为内翻

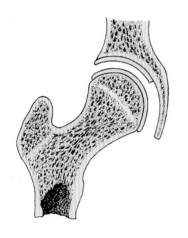 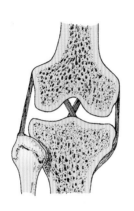 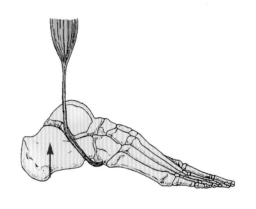

A.关节面　　　　　　　　B.韧带　　　　　　　　C.肌张力

图 4-10　关节的稳定要素

　　检查关节功能时应当清楚了解该关节的结构及运动形式（图 4-4~4-10）、范围和幅度。如骨之间的韧带断裂、关节面形状不良或没有肌肉支撑，不仅功能障碍，还可能脱位。髋关节脱臼常为髋臼发育不良造成的。

　　关节的稳定性取决于 3 个要素是否正常（图 4-10）：A. 关节面的形态；B. 韧带；C. 肌张力。任何一个要素出现问题，关节的稳定性就会受到影响。这是检查关节功能时要关注的重点。

肌肉系统

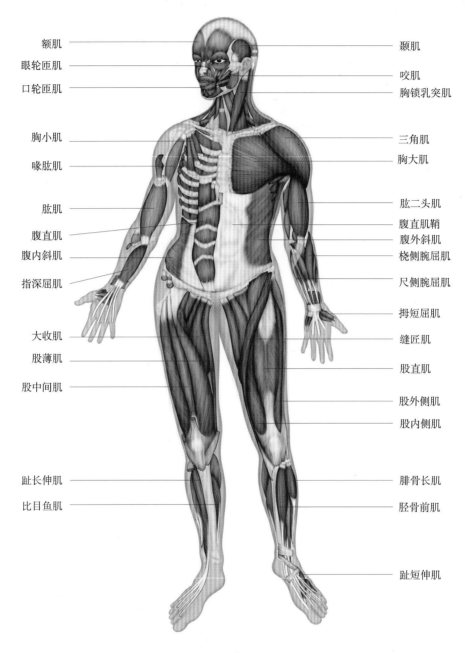

额肌
眼轮匝肌
口轮匝肌

胸小肌
喙肱肌

肱肌
腹直肌
腹内斜肌
指深屈肌

大收肌
股薄肌
股中间肌

趾长伸肌
比目鱼肌

颞肌
咬肌
胸锁乳突肌

三角肌
胸大肌

肱二头肌
腹直肌鞘
腹外斜肌
桡侧腕屈肌
尺侧腕屈肌
拇短屈肌

缝匠肌
股直肌

股外侧肌
股内侧肌

腓骨长肌
胫骨前肌

趾短伸肌

图 4-11　全身肌肉前面观

全身骨骼肌 600 余块，约占体重的 40%（图 4-11，4-12）。按形态可分为长肌、短肌、扁肌和轮匝肌，按部位可分为头颈肌、躯干肌和四肢肌，按层次可分为浅层肌和深层肌。长肌分布于四肢，收缩时可产生大幅度的运动。短肌位于躯干深部和手足部，收缩幅度较小。扁肌宽扁呈膜状，位于胸腹壁，除运动外还有保护内脏、协助呼吸、增加腹压等功能。轮匝肌呈环形，位于孔裂周围，收缩时关闭孔裂。每块肌都是一个器官。

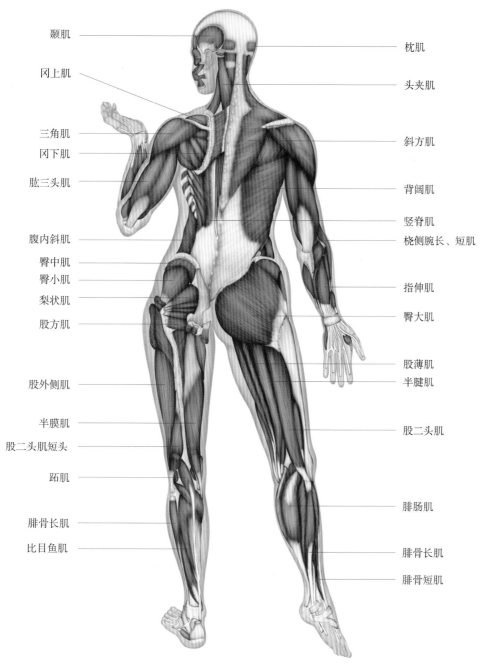

颞肌

冈上肌

三角肌

冈下肌

肱三头肌

腹内斜肌

臀中肌

臀小肌

梨状肌

股方肌

股外侧肌

半膜肌

股二头肌短头

跖肌

腓骨长肌

比目鱼肌

枕肌

头夹肌

斜方肌

背阔肌

竖脊肌

桡侧腕长、短肌

指伸肌

臀大肌

股薄肌

半腱肌

股二头肌

腓肠肌

腓骨长肌

腓骨短肌

图 4-12　全身肌肉后面观

肌的起点和止点

　　肌通常以两端附着在两块骨的骨面上，中间跨过一个或多个关节。肌收缩时使两骨彼此靠近而产生运动。两块骨必定有一块骨的位置固定，另一块骨相对移动，通常接近身体正中或四肢靠近侧的附着点称为肌的起点或定点（在位置固定的骨上），另一端则称为止点或动点（在位置相对移动的骨上）。不同的运动，起点与止点可相互转换，如胸大肌和背阔肌完成引体向上动作时。

肌肉的配置和功能

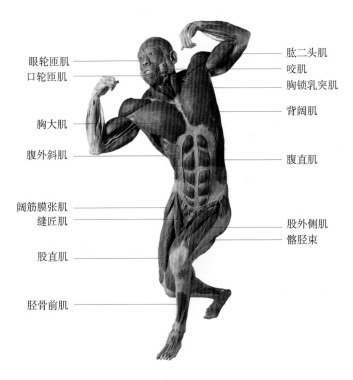

眼轮匝肌
口轮匝肌

胸大肌

腹外斜肌

阔筋膜张肌
缝匠肌

股直肌

胫骨前肌

肱二头肌
咬肌
胸锁乳突肌

背阔肌

腹直肌

股外侧肌
髂胫束

A. 前面观

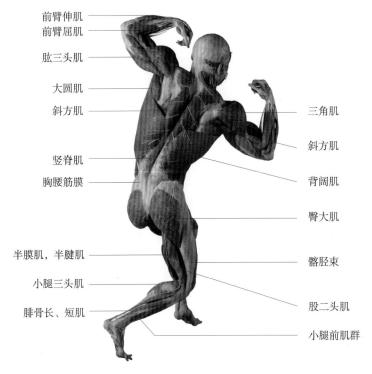

前臂伸肌
前臂屈肌

肱三头肌

大圆肌

斜方肌

竖脊肌

胸腰筋膜

半膜肌，半腱肌

小腿三头肌

腓骨长、短肌

三角肌

斜方肌

背阔肌

臀大肌

髂胫束

股二头肌

小腿前肌群

B. 后面观

图 4-13　全身肌肉的配置和运动
（郑州国希望医教集团惠赠）

肌肉的配置方式取决于关节的运动轴。单轴关节配置 2 组肌，如肘关节，前方有屈肌，后方有伸肌，从而完成屈伸运动。双轴关节配置 4 组肌，如桡腕关节，除屈、伸肌外，还有收肌和展肌，从而完成屈、伸、收、展运动。三轴关节配置 6 组肌，如肩关节，除屈、伸、收、展肌外，还有垂直轴上的旋内肌和旋外肌，从而完成屈、伸、收、展、旋内、旋外和环转运动（图 4-13）。

筋膜

解剖结构亘古不变，但对解剖的理解及对临床意义的认识要与时俱进。基于这种理念，用现代解剖学知识，从筋膜的分布规律、结构特点和功能上观察，会启迪我们的思路，重新认识筋膜的作用及与其他结构的自然关系。

浅筋膜由疏松结缔组织构成（图4-14，4-15）。深筋膜位于浅筋膜的深面，在四肢尤其发达（图4-16，4-17），大腿的深筋膜又称阔筋膜。

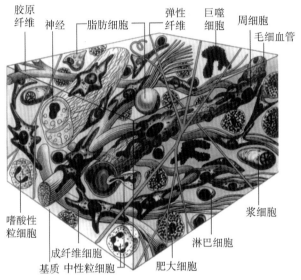

图 4-14 疏松结缔组织的结构

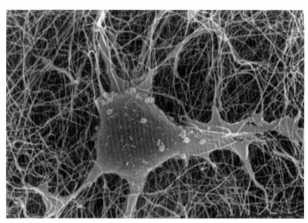

图 4-15 筋膜内的细胞形成合胞体，纤维构成网络，传递压力和张力

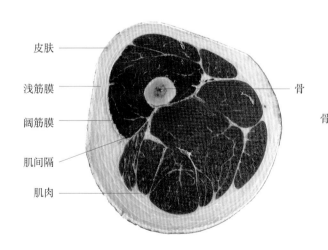

图 4-16 筋膜的分布（股部横断面）

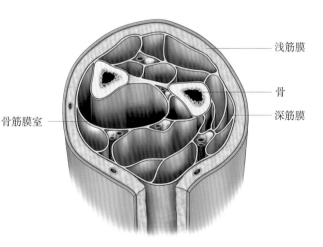

图 4-17 深筋膜和骨筋膜室（室内肌已去除）

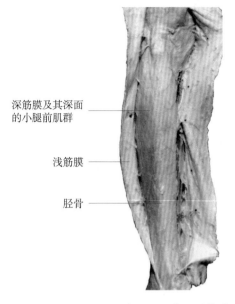

深筋膜及其深面
的小腿前肌群

浅筋膜

胫骨

图 4-18　浅、深筋膜

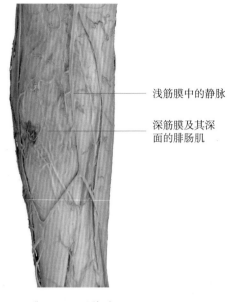

浅筋膜中的静脉

深筋膜及其深
面的腓肠肌

图 4-19　深筋膜

包裹四肢肌的深筋膜深入相邻两肌群之间，附于骨，形成肌间隔，浅层深筋膜、肌间隔和骨构成相对密闭的间室称骨筋膜室，以增强肌的运动效率（图 4-16~4-21）。骨筋膜室壁几乎没有弹性，任何导致室内压力增加的因素都可引起内压增高。如未及时减压，可导致肌缺血性损伤。

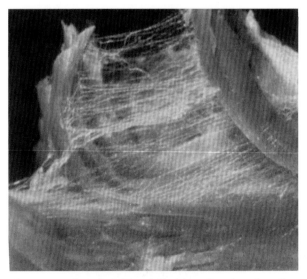

图 4-20　肌肉间或肌群间的筋膜保证每一块肌或一群肌能够独立运动，还能对其运动进行约束。炎症时筋膜成为屏障，防止向外扩散（撕开肌束，可见肌束间的筋膜纤维）

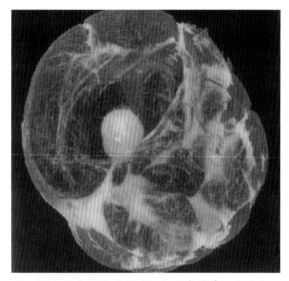

图 4-21　肌束间的筋膜对肌肉具有营养、支撑和保护作用，还能对其运动进行约束

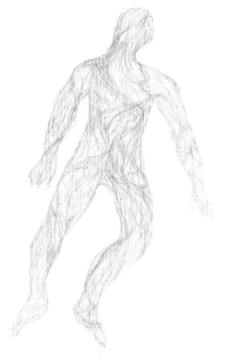

筋膜对机体的作用不可小觑。没有筋膜，肌肉就不能运动。筋膜没有特定的形态，它分布于细胞与细胞、组织与组织、器官与器官之间，形成一庞大的连接全身的三维筋膜网（图4-22）。在婴幼儿时期，肌肉或肌群之间的筋膜疏松，随着年龄的增长和运动的增加，肌肉表面的筋膜逐渐变为较致密的膜状结构，相邻筋膜之间形成潜在的筋膜间隙，成为进入靶区的安全外科平面。

图4-22 全身筋膜的分布模式图

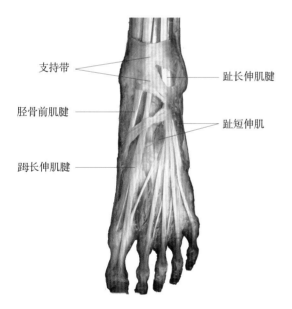

支持带
胫骨前肌腱
踇长伸肌腱
趾长伸肌腱
趾短伸肌

图4-23 趾伸肌腱支持带

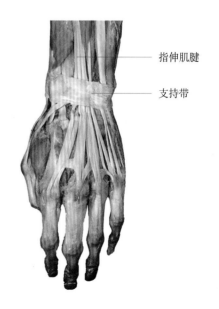

指伸肌腱
支持带

图4-24 指伸肌腱支持带

在腕部和踝部的深筋膜特化增厚，形成支持带（图4-23，4-24），具有约束、支持其深面肌腱的作用，如损伤未能修复，肌肉收缩时肌腱则形成弓弦。

滑液囊

滑液囊是由结缔组织分化而成的囊状结构，内含滑液，位于肌或肌腱与骨面接触处，以减少肌肉在骨面上的压力，或肌腱运动时的摩擦，如股四头肌腱与股骨之间就有较大的髌上滑液囊（图4-25）。滑液囊炎时可影响肢体运动。

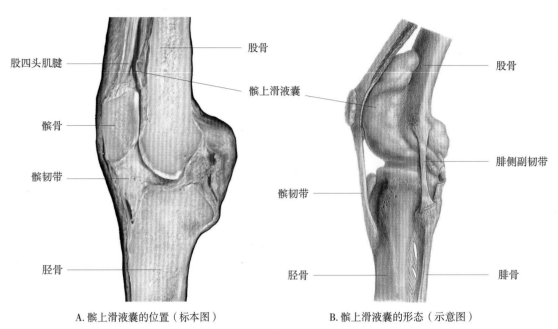

A.髌上滑液囊的位置（标本图）　　　　　　　B.髌上滑液囊的形态（示意图）

图 4-25　髌上滑液囊

腱鞘

在腕部、踝部、手指和足趾活动度较大的部位，肌腱的外面包有鞘管样的腱鞘（图4-26）。腱鞘分为外层和内层。外层称纤维层，起着滑车和护套的作用；内层为滑膜层。滑膜层又分为壁层和脏层，这种双层密闭的管状结构内含有滑液，有利于肌腱活动。如手腕或足踝用力不当、过度运动，可导致腱鞘损伤、发炎，滑液积聚，称腱鞘炎。

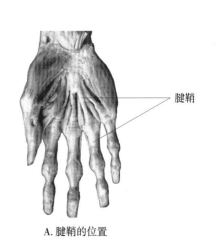

A.腱鞘的位置　　　　　　　　　　　　　　　B.腱鞘的结构

图 4-26　指屈肌腱腱鞘

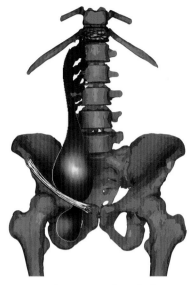

图 4-27　腰大肌脓肿

　　腰大肌筋膜似一筋膜鞘从腰大肌起始处包绕，向下直至小转子。腰段脊柱结核常导致椎体破坏，脓液沿腰大肌筋膜鞘顺腰大肌表面向下流动，最后滞留在腹股沟韧带下方，出现局部肿块，易误诊为股疝（图 4-27）。

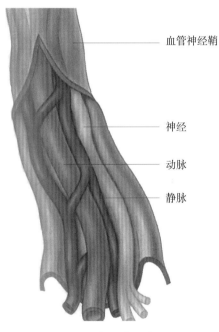

血管神经鞘

神经

动脉

静脉

图 4-28　包绕在血管、神经周围的筋膜形成血管神经鞘（已切开）

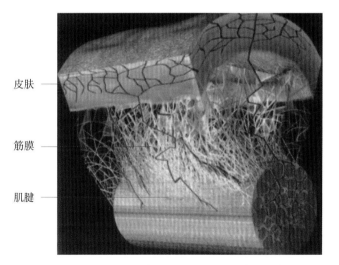

皮肤

筋膜

肌腱

图 4-29　皮肤与肌腱之间的筋膜，成为肌腱运动时的滑动装置（模式图）

筋膜的功能

　　筋膜中的纤维主要由胶原蛋白和弹性蛋白构成。筋膜的功能主要取决于所含成分的比例。抗牵拉的筋膜含有丰富的胶原纤维，能适应形状变化的筋膜富含弹力纤维，能吸收压力的筋膜富含糖胺聚糖和蛋白聚糖。

动脉系统

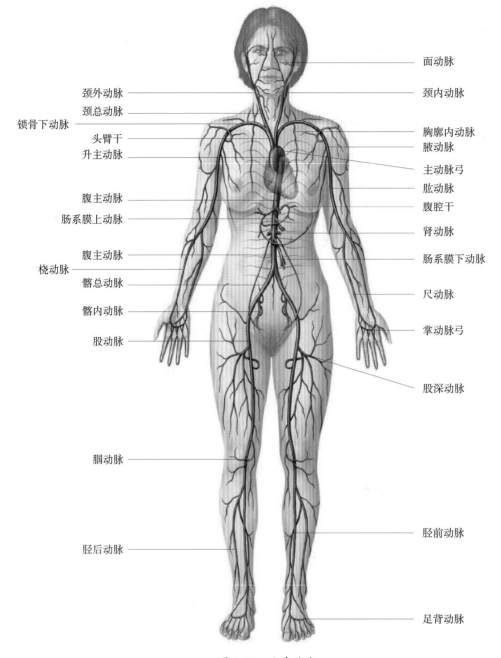

面动脉
颈外动脉
颈内动脉
颈总动脉
锁骨下动脉
头臂干
胸廓内动脉
升主动脉
腋动脉
主动脉弓
腹主动脉
肱动脉
肠系膜上动脉
腹腔干
肾动脉
腹主动脉
肠系膜下动脉
桡动脉
髂总动脉
尺动脉
髂内动脉
掌动脉弓
股动脉
股深动脉
腘动脉
胫前动脉
胫后动脉
足背动脉

图 4-30　全身动脉

　　心血管系统由心、动脉、毛细血管和静脉组成。一方面，将消化器官吸收的营养物质和从肺交换的氧气输送到身体各部细胞；另一方面，又将各细胞和组织代谢产物，如二氧化碳及尿素等运送至肺、肾和皮肤等器官排出体外。

　　动脉是输送血液离心的管道（图 4-30），在远离心脏过程中不断分支，越分越细，最后移行为毛细血管。毛细血管是组织与血液之间进行物质交换的场所。毛细血管静脉端汇合成小静脉，小静脉再逐渐汇合成中静脉和大静脉，将血液运送回心脏（图 4-31）。

静脉系统

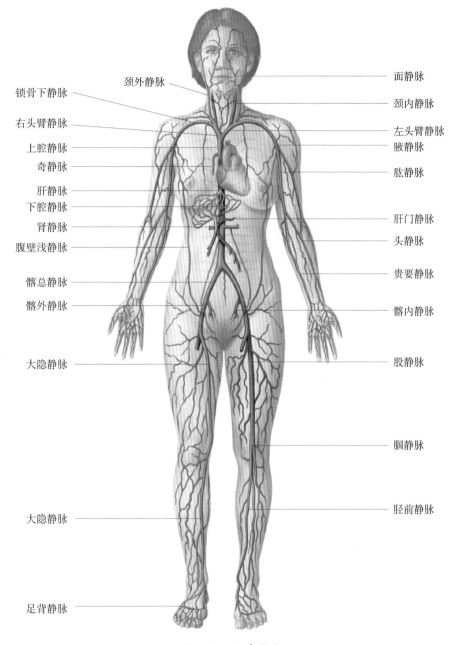

锁骨下静脉
颈外静脉
右头臂静脉
上腔静脉
奇静脉
肝静脉
下腔静脉
肾静脉
腹壁浅静脉
髂总静脉
髂外静脉
大隐静脉
大隐静脉
足背静脉

面静脉
颈内静脉
左头臂静脉
腋静脉
肱静脉
肝门静脉
头静脉
贵要静脉
髂内静脉
股静脉
腘静脉
胫前静脉

图 4-31　全身静脉

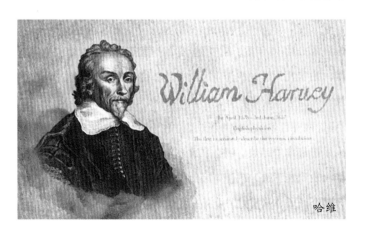

哈维

血液循环概念由英国人哈维 1628 年提出。1661 年经意大利马尔庇基发现了动、静脉之间的毛细血管，从而完善了血液循环理论。人类血液循环是封闭式的，由体循环和肺循环构成的双循环完成。体循环供给全身组织细胞氧气和营养物质，运走二氧化碳和代谢产物，动脉血变为静脉血；肺循环在肺泡内完成气体交换，静脉血变为动脉血。

淋巴系统

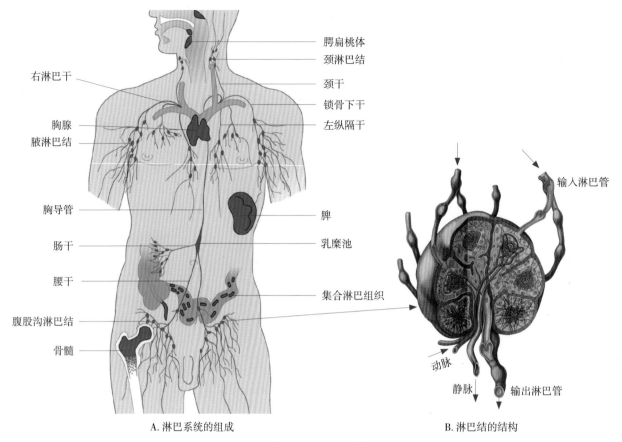

右淋巴干

胸腺
腋淋巴结

胸导管

肠干

腰干

腹股沟淋巴结

骨髓

腭扁桃体
颈淋巴结

颈干

锁骨下干

左纵隔干

脾

乳糜池

集合淋巴组织

输入淋巴管

动脉

静脉　输出淋巴管

A.淋巴系统的组成

B.淋巴结的结构

图 4-32　淋巴系统

　　淋巴系统由淋巴管道、淋巴器官和淋巴组织组成（图 4-32）。淋巴管道分为毛细淋巴管、淋巴管、淋巴干和淋巴导管。淋巴器官包括淋巴结、脾和胸腺等。淋巴组织是含有淋巴细胞的网状结缔组织。血液流经毛细血管时，一些成分经管壁进入组织间隙，形成组织液，组织液与细胞进行物质交换后，大部分经毛细血管进入静脉，小部分水分和大分子物质进入毛细淋巴管，成为淋巴（图 4-33），淋巴沿淋巴管道和淋巴结向心流动，最后注入静脉。每一淋巴结或淋巴结群引流各自特定器官的淋巴，当这一器官有炎症扩散或肿瘤转移到该淋巴结时，会出现淋巴结肿大、触痛。

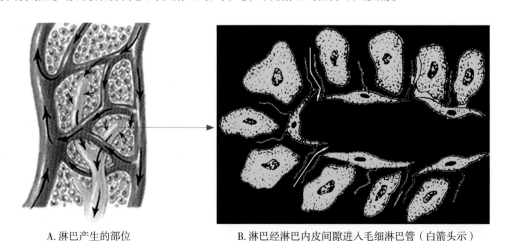

A.淋巴产生的部位

B.淋巴经淋巴内皮间隙进入毛细淋巴管（白箭头示）

图 4-33　淋巴的产生与回流

神经系统

神经系统包括脑、脊髓,以及与脑和脊髓相连的周围神经。神经系统控制和调节其他各系统的活动,使人体成为一个有机的整体,以适应不断变化的内外界环境。

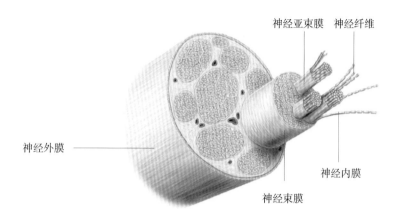

图 4-34　周围神经的结构

每条周围神经外包有神经外膜。每条神经由若干神经束构成,每一神经束外包有神经束膜。每一神经束内又分为若干亚束,由神经亚束膜包裹。每一亚束内含有数十条神经纤维,每一神经纤维包有神经内膜(图 4-34)。这些膜均由疏松结缔组织构成,其内有丰富的血管,对神经的保护和营养有重要作用。

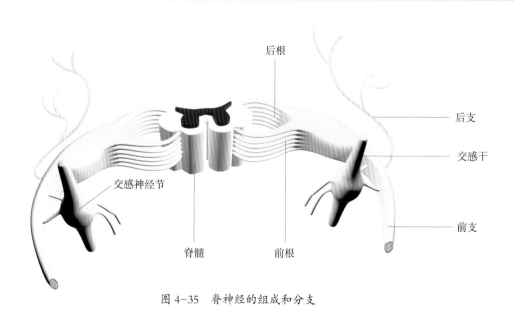

图 4-35　脊神经的组成和分支

脊神经有 31 对,包括颈神经 8 对,胸神经 12 对,腰、骶神经各 5 对,尾神经 1 对。每一脊神经由前根(运动根)和后根(感觉根)组成,脊神经主要分为前支和后支,后支分布于躯干背部的皮肤和肌肉,前支分布于躯干前外侧部以及四肢的皮肤和肌肉(图 4-35,4-36)。胸神经前支基本保持进化早期节段性走行和分布的特点,其他各前支在到达靶器官之前,相邻神经干相互交织形成神经丛,即颈丛、臂丛、腰丛和骶丛,各丛再重新编织成新的神经干并逐步分支,到达相应的靶器官。

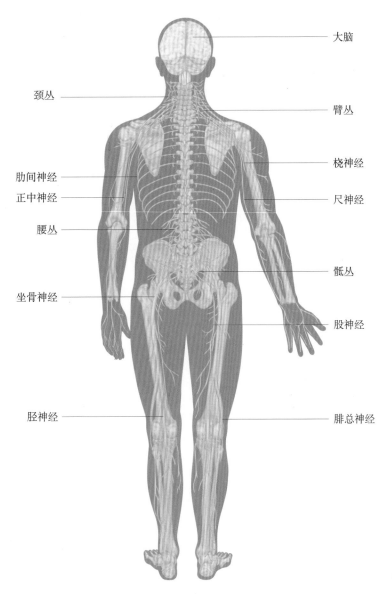

大脑

颈丛

臂丛

桡神经

肋间神经

正中神经

尺神经

腰丛

骶丛

坐骨神经

股神经

胫神经

腓总神经

图 4-36 脊神经的分布

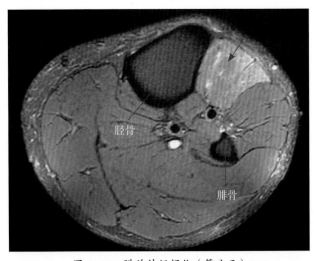

胫骨

腓骨

图 4-37 腓总神经损伤（箭头示）

腓总神经在绕过腓骨颈处，表面仅覆以皮肤和浅筋膜，深面紧贴骨面。若该处受到外力撞击，或昏迷患者长时间侧卧位卧床、手术中截石位膝关节支撑不当，均有可能致腓总神经损伤。图 4-37 示腓总神经部分损伤后小腿前肌群失神经支配的 MRI（↓）。

（丁自海）

第五章 头颈部

头颈部分区

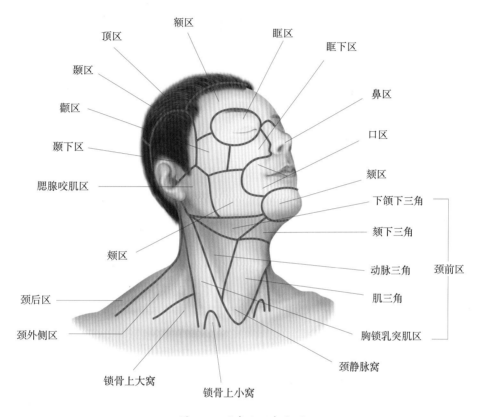

图 5-1 面部和颈部分区

　　根据临床应用需要，头颈部可分为若干区域。头部又分为颅部和面部，面部分区方法有多种，标准命名分为：额区、颞区、眶区、鼻区、口区、眶下区、颊区、颧区、耳区、腮腺咬肌区。面部是一个特殊区域，根据整形外科的需要，可细分为17区或更多，以使定位更加确切，操作更加精准（图5-1）。颈部分区以三角命名，标准命名共16个三角，2个窝；颈后区即项部。

表面标志（图 5-2~5-5）

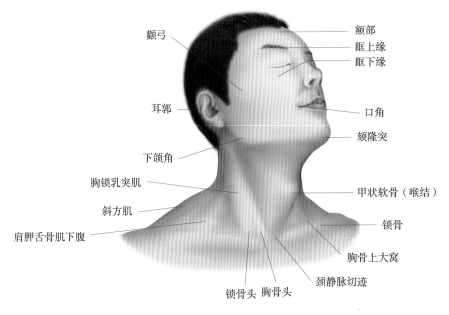

颧弓

额部
眶上缘
眶下缘

耳郭

口角

颏隆突

下颌角

胸锁乳突肌

甲状软骨（喉结）

斜方肌

锁骨

肩胛舌骨肌下腹

胸骨上大窝

颈静脉切迹

锁骨头　胸骨头

图 5-2　面部和颈部表面标志

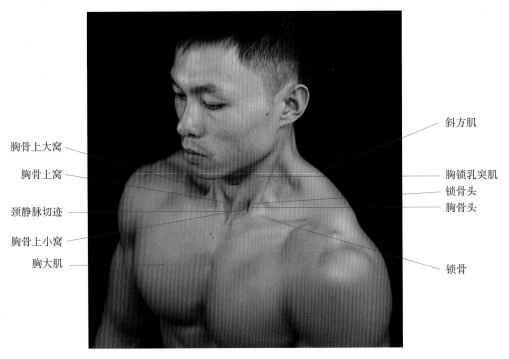

胸骨上大窝

斜方肌

胸骨上窝

胸锁乳突肌
锁骨头
胸骨头

颈静脉切迹

胸骨上小窝

胸大肌

锁骨

图 5-3　颈部表面标志（左前外侧面观）

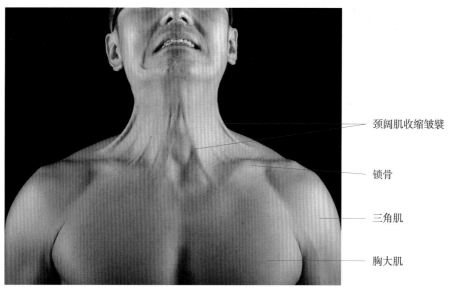

图 5-4　颈部表面标志（前面观）

[解剖学要点]　颈部上方以下颌骨下缘与头部分界，下方以胸骨上缘（胸骨上切迹）和锁骨与胸部分界。胸骨上缘和锁骨位于皮下，易于触及。锁骨使上肢与躯干保持一定距离，有利于上肢运动，如骨折可使上肢运动受限。颈阔肌为皮肌，当强力对抗下拉下颌时可见颈阔肌收缩形成的纵形皱襞（图5-4）。胸锁乳突肌为颈部重要的表面解剖标志，收缩时，胸锁乳突肌形成由前下向后上的肌性隆起，分隔颈前区与颈后区；形成胸骨头与锁骨头之间的锁骨上小窝、两胸骨头之间的胸骨上窝。

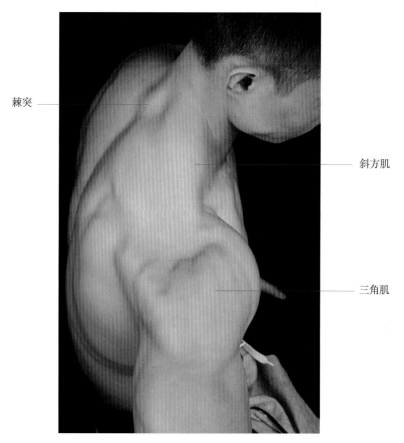

图 5-5　颈部表面标志（右上外侧面观）

颅骨形态（图 5-6~5-10）

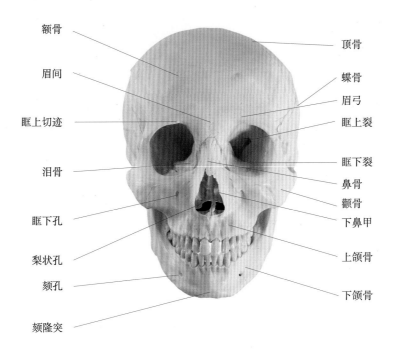

额骨　　　　　　　　　顶骨
眉间　　　　　　　　　蝶骨
　　　　　　　　　　　眉弓
眶上切迹　　　　　　　眶上裂
　　　　　　　　　　　眶下裂
泪骨　　　　　　　　　鼻骨
　　　　　　　　　　　颧骨
眶下孔　　　　　　　　下鼻甲
梨状孔　　　　　　　　上颌骨
颏孔　　　　　　　　　下颌骨
颏隆突

图 5-6　颅前面观

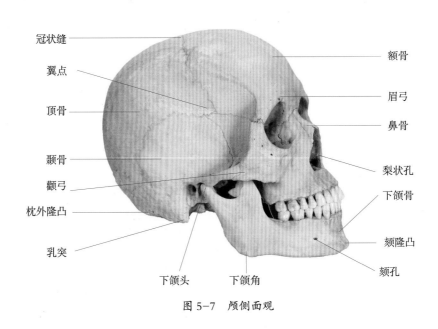

冠状缝　　　　　　　　额骨
翼点
顶骨　　　　　　　　　眉弓
　　　　　　　　　　　鼻骨
颞骨
颧弓　　　　　　　　　梨状孔
枕外隆凸　　　　　　　下颌骨
乳突　　　　　　　　　颏隆凸
　　　　　　　　　　　颏孔
下颌头　　下颌角

图 5-7　颅侧面观

[解剖学要点] 从动物进化来看，从低级动物到高级动物，颅骨的数目逐渐减少，形态也不断发生变化。有的爬行动物颅骨有70余块，原始哺乳动物有40余块。人的颅骨只有23块（不含听小骨）。从进化角度讲这是有道理的，颅骨越少意味着骨缝就少，颅腔就会更牢固，对脑的保护作用也越好。

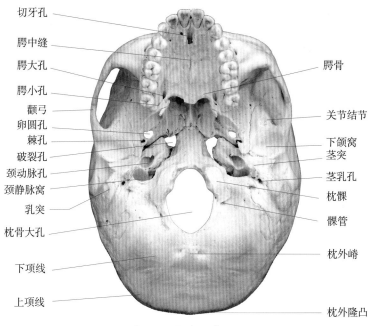

切牙孔
腭中缝
腭大孔
腭小孔
颧弓
卵圆孔
棘孔
破裂孔
颈动脉孔
颈静脉窝
乳突
枕骨大孔
下项线
上项线

腭骨
关节结节
下颌窝
茎突
茎乳孔
枕髁
髁管
枕外嵴
枕外隆凸

图 5-8 颅底后外面观

[解剖学要点] 颅骨分为脑颅骨和面颅骨。脑颅骨 8 块，包括额骨、枕骨、筛骨、蝶骨各 1 块，顶骨、颞骨各 2 块。面颅骨 15 块，包括下颌骨、犁骨、舌骨各 1 块，上颌骨、鼻骨、泪骨、颧骨、腭骨、下鼻甲各 2 块。颅骨以眶上缘、外耳门上缘与枕外隆凸连线为界分为颅盖和颅底。颅前面可触及的骨性结构有眶上缘、眶上切迹、眶下缘、眶下切迹等。颅侧面可触及乳突、下颌角等结构。颅底后外面可触及的骨性结构有枕外隆凸、上项线及下项线等结构。

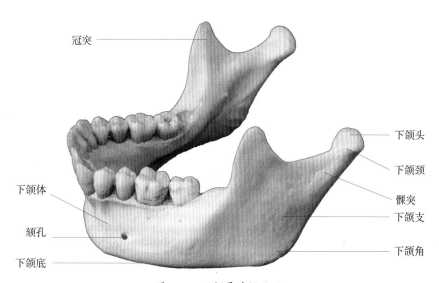

冠突
下颌头
下颌颈
髁突
下颌体
下颌支
颏孔
下颌角
下颌底

图 5-9 下颌骨前侧面观

[解剖学要点] 下颌骨有多个骨性标志，位置表浅，易触及。下颌体平坦，上方有牙植入。下颌底为下颌体的边缘，是菲薄的颈阔肌的附着点。下颌下腺窝位于下颌骨的底部内侧，其内容纳下颌下腺，也是舌骨肌的附着部位。下颌角位于下颌底后缘与下颌支交会处，是部分咬肌的附着点，角之前方有一浅沟（面动脉沟），容纳面动脉。下颌支为下颌骨后部向上的垂直部，位于咬肌的深面。咬肌为此部位重要的肌性标志。

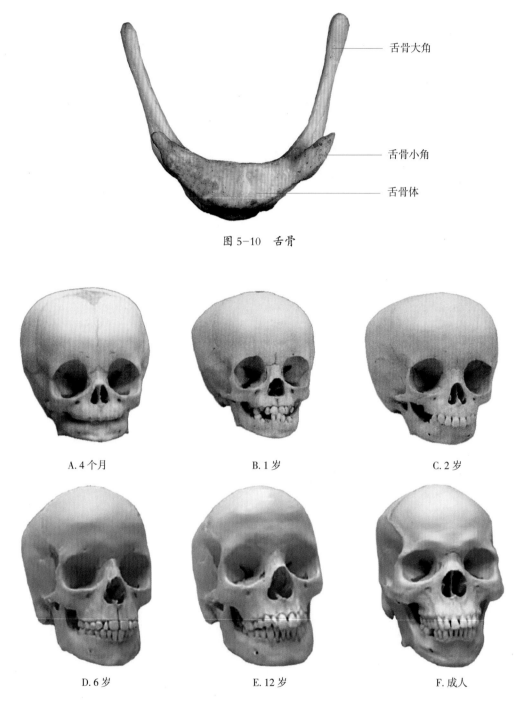

———舌骨大角

———舌骨小角

———舌骨体

图 5-10　舌骨

A.4 个月　　　　　　　　B.1 岁　　　　　　　　C.2 岁

D.6 岁　　　　　　　　E.12 岁　　　　　　　　F.成人

图 5-11　颅骨形态的年龄变化

[解剖学要点]　胎儿和婴幼儿期由于脑发育的较快，而咀嚼器官（上、下颌骨，牙及咀嚼肌）和呼吸器官（包括鼻旁窦）发育较慢，故脑颅体积比面颅的大得多。新生儿面颅占全颅的 1/8，随着年龄的增长，这个比例逐渐缩小，到成人则为 1/4。婴幼儿期颧弓、下颌角、乳突等尚在发育中，骨性标志不明显；咀嚼功能较差，咬肌不易触及；颈部活动度较小，胸锁乳突肌标志不明显。随着各器官的发育和功能完善，这些骨性和肌性标志逐渐清晰（图 5-11）。

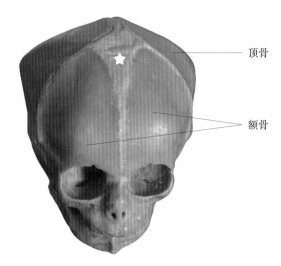

图 5-12 颅囟（☆）

[解剖学要点] 颅盖骨为膜化骨，婴儿期各膜尚未完全骨化，在多骨相邻处，结缔组织膜面积较大，称颅囟。其中位于矢状缝与冠状缝相交处的前囟最大（☆），出生后约 2 岁闭合（图 5-12）。后囟位于矢状缝与人字缝相交处，出生后数月内闭合。正常的前囟平坦，触之有柔软和波动感。如膨隆可能是颅内压增高（脑膜炎等），如凹陷可能是脱水（严重腹泻等）。前囟的发育及状态是婴幼儿健康与否的窗口。

颈前部标志

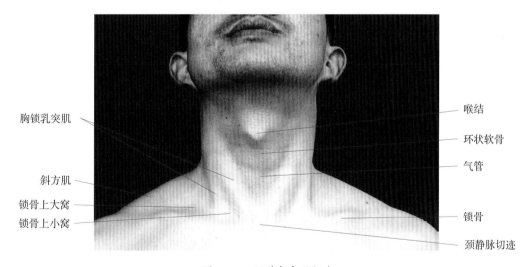

图 5-13 颈前部表面标志

[解剖学要点] 颈前区可触及的骨性、软骨性标志有甲状软骨的喉结、舌骨、环状软骨及气管等。

颈外侧区可触诊的肌性标志有胸锁乳突肌、斜方肌、肩胛提肌、前斜角肌、中斜角肌、后斜角肌及肩胛舌骨肌等（图 5-13）。

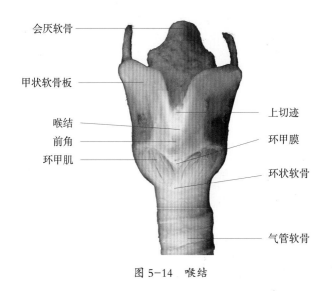

会厌软骨

甲状软骨板

喉结

前角

环甲肌

上切迹

环甲膜

环状软骨

气管软骨

图 5-14　喉结

[解剖学要点]　喉软骨为喉的支架。甲状软骨由两块软骨板组成，软骨板会合处称前角，前角上端突出称喉结，喉结上方的 V 形切迹称上切迹。环状软骨由环状软骨弓和环状软骨板构成（图 5-14）。民间神话传说甲状软骨的喉结称为"亚当苹果"，是因为亚当第一次吃苹果时卡在喉咙里，将甲状软骨向前撑大。根据遗传原理，亚当的男性子孙的喉结更加突出和明显，可能就是这个原因。

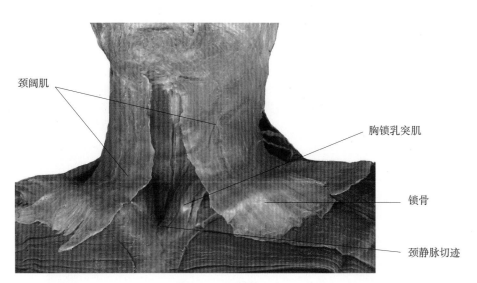

颈阔肌

胸锁乳突肌

锁骨

颈静脉切迹

图 5-15　颈阔肌

[解剖学要点]　大多数哺乳动物皮下都含有宽阔而菲薄的肉膜，收缩时抖动皮肤（如牛马），以赶走蚊蝇叮咬。人类的颈阔肌就是进化过程中保留下来的肉膜（图 5-15），其作用是协助下拉下颌骨，拉动颈部皮肤，但作用甚微。

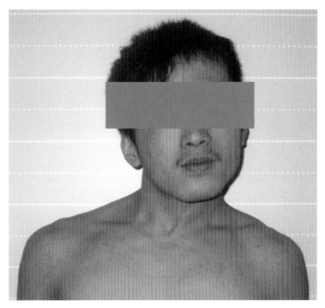

图 5-16　斜颈畸形

[解剖学要点] 嘱患者坐位,左右摇头并前屈后伸,触摸胸锁乳突肌的形态和硬度。正常情况下,一侧胸锁乳突肌收缩,头向同侧倾斜,面转向对侧,两侧同时收缩使头后仰。仰卧时,两侧收缩可抬头。一侧胸锁乳突肌强直性挛缩造成头颈部姿势异常称斜颈(图 5-16)。因此,触诊时应注意颈部的形态,比较两侧胸锁乳突肌的长度、弹性和肌力。

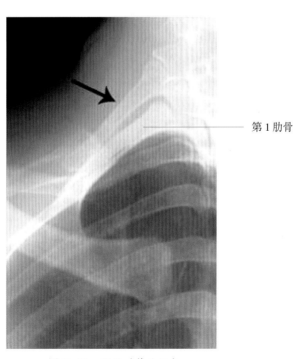

第 1 肋骨

图 5-17　颈肋(箭头示)

[解剖学要点] 人类的肋骨有 12 对, 0.5% 的人出现颈肋。颈肋可出现单侧或双侧,为胚胎发育中残留的遗迹。颈肋通过关节与第 7 颈椎横突前结节相连。颈肋前端可能游离,也可能通过纤维带与第 1 肋骨相连成关节(图 5-17)。颈肋可在锁骨水平颈后三角区被触及,常出现臂丛下干或锁骨下动脉压迫症状。也有发生腰肋的,出现率低,无症状。

头颈部肌的分布

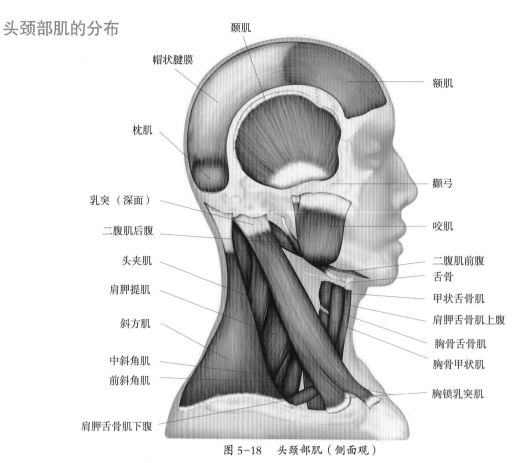

颞肌
帽状腱膜
额肌
枕肌
颧弓
乳突（深面）
咬肌
二腹肌后腹
头夹肌
二腹肌前腹
肩胛提肌
舌骨
斜方肌
甲状舌骨肌
中斜角肌
肩胛舌骨肌上腹
前斜角肌
胸骨舌骨肌
胸骨甲状肌
肩胛舌骨肌下腹
胸锁乳突肌

图 5-18　头颈部肌（侧面观）

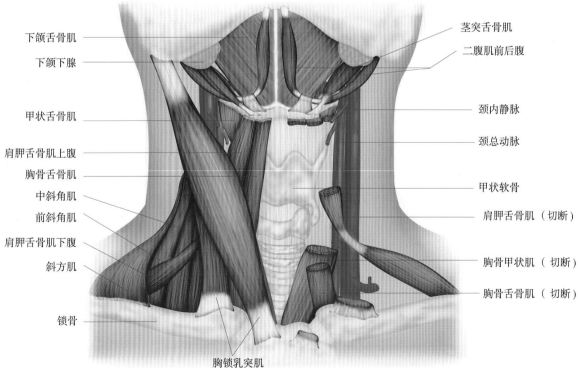

下颌舌骨肌
茎突舌骨肌
下颌下腺
二腹肌前后腹
甲状舌骨肌
颈内静脉
肩胛舌骨肌上腹
颈总动脉
胸骨舌骨肌
中斜角肌
甲状软骨
前斜角肌
肩胛舌骨肌（切断）
肩胛舌骨肌下腹
斜方肌
胸骨甲状肌（切断）
胸骨舌骨肌（切断）
锁骨
胸锁乳突肌

图 5-19　头颈部肌（前面观，去除颈部左侧表浅肌肉）

　　[解剖学要点]　头部和面部肌超过 30 对，有许多小而薄、难以分辨的肌。但有几块附着于下颌骨的肌，在下颌的侧面较易扪及。颈部前、外侧的肌有多种功能，包括移动头和颈部，协助吞咽和吸气过程中提肋骨。进行触诊之前，建议你先熟悉头部、颈部和面部的动脉、腺体和神经。

头颈部触诊技巧

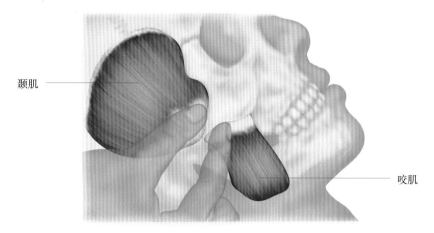

颞肌

咬肌

图 5-20 患者仰卧，触诊颧弓

[操作要点] 患者平卧。本操作以颧弓为标志：①将手指放到外耳道前方探查颧弓。将拇指和示指沿着颧弓向前移动，在前方与眼眶会合。感觉颧弓突起应是水平方向的；②用手指在耳垂后摸到乳突，触诊乳突的周围，探查其整个表面；注意：当定位乳突时，手指应放到耳垂后面。乳突表面圆滑且表浅。在枕骨后面可触到上项线。

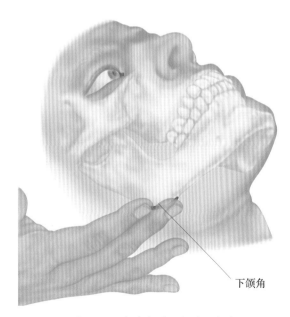

下颌角

图 5-21 患者仰卧，触诊下颌角

[操作要点] ①患者平卧，沿下颌底向后滑动到下颌角。嘱患者张口，并注意下颌角运动的角度；②从下颌角向上滑动至咬肌深面的下颌支。

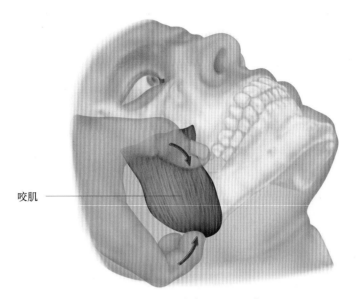

咬肌

图 5-22　患者仰卧，触诊咬肌

［操作要点］　①患者仰卧。在颧弓和下颌角之间，用手指触诊位于二者之间的咬肌；②嘱患者咬紧和放松下颌，感知咬肌肌腹呈现方形。确认你的手指触诊的方向跟咬肌肌纤维的方向一致；③让患者放松，尽量按住咬肌肥厚的肌腹。注意：患者咬紧牙关，感受到咬肌前缘的轮廓。让患者尽可能大力张开口，感受肌组织的延长。

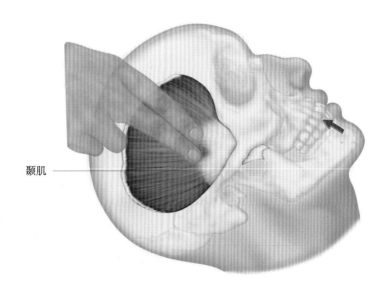

颞肌

图 5-23　患者仰卧，下颌咬紧时感受颞肌的收缩

［操作要点］　①患者仰卧，找到颧弓；②将示、中指指腹放在颧弓上方 2 cm 处，让患者交替咬紧和放松下颌，感受颞肌强有力的收缩；③让患者尽可能用力张口，找到颞肌肌腱的止点；④找到并触摸冠突。虽然冠突容易触及，但你可能无法分辨出颞肌肌腱。

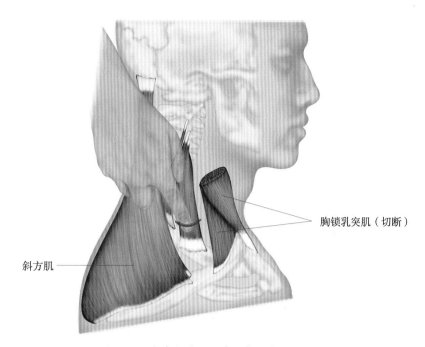

胸锁乳突肌（切断）

斜方肌

图 5-24 患者仰卧，触诊颈部肌肉

［操作要点］ ①患者平卧。先触及胸锁乳突肌轮廓。由于前斜角肌的一部分位于胸锁乳突肌侧缘的深面，稍微向对侧转动头部以更好地将其暴露。轻轻触诊胸锁乳突肌的外侧缘并转动前斜角肌的肌腹；②继续向下触诊其锁骨覆盖的部分；③向外侧移动，探查中斜角肌，并感受其相似的肌腹。

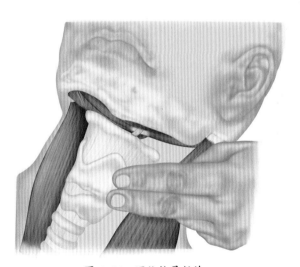

图 5-25 甲状软骨触诊

［操作要点］患者仰卧。用指腹触摸颈前正中的气管，轻轻左右上下滑动，感受气管环的位置，并嘱患者做吞咽动作，感受气管上下滑动幅度。在气管上端触摸甲状软骨，在其上缘可触及环甲膜，为一凹陷。继续向上 2 cm 在正中可触及喉结，男性尤为明显。在喉结上方约 1 cm 深部，拇指和示指分开 2 cm，向后可触及弓状舌骨，轻轻按压。

（罗 涛）

第六章　胸部和腹部

胸部和腹部的表面标志

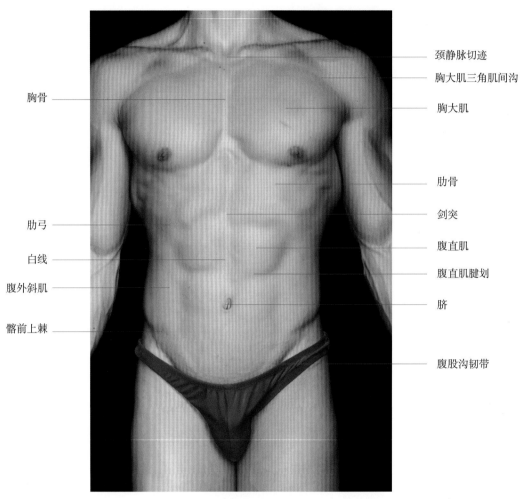

胸骨

肋弓

白线

腹外斜肌

髂前上棘

颈静脉切迹

胸大肌三角肌间沟

胸大肌

肋骨

剑突

腹直肌

腹直肌腱划

脐

腹股沟韧带

图 6-1　胸部和腹部表面标志

胸部和腹部的范围

　　胸部上界以颈静脉切迹、锁骨、肩峰和第 7 颈椎棘突的连线，下界以剑突、肋弓、第 11 肋前端、第 12 肋下缘和第 12 胸椎棘突的连线，上部两侧以三角肌前缘与上肢分界。由于膈肌呈穹隆状，故胸部表面的界线并不代表胸腔的真正范围。

　　胸部的下界即为腹部的上界，腹部的下界为耻骨联合上缘、耻骨嵴、耻骨结节、腹股沟襞、髂前上棘和髂嵴的连线，两侧界为腋中线向下延长线。胸部和腹部采用纵线或纵横线分区方法，以确认内部脏器的位置（图 6-2）。

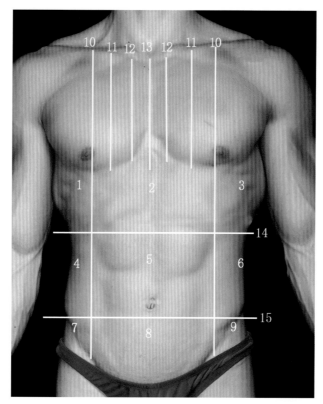

1.右季肋区；2.腹上区；3.左季肋区；4.右腹外侧区；5.脐区；6.左腹外侧区；7.右髂区；8.腹下区；9.左髂区；
10锁骨中线；11.旁正中线；12.胸骨线；13.前正中线；14.肋下平面；15.结节间平面。

图 6-2　胸腹部的平面和分区

骨的形态

胸廓

　　胸廓（thoracic cage）是胸腔壁的骨性基础和支架。胸廓由 12 个胸椎，12 对肋和 1 个胸骨借关节和韧带组成（图 6-3）。成人胸廓近似圆锥形。胸廓上口较小，下口宽而不整。左右径大于前后径。胸廓的形状和大小与年龄、性别、体形及健康状况等因素有关。新生儿胸廓呈桶状，女性的胸廓短而圆，胸腔容积较小。老年人的胸廓因肋软骨钙化，弹性减小，运动减弱，使胸廓变长变扁。佝偻病儿童因缺乏钙盐而组织疏松，易变形，致胸廓的前、后径增大，胸骨明显突出，形成"鸡胸"。肺气肿或哮喘病患者，因长期咳嗽，胸廓各径均增大而成"桶状胸"。

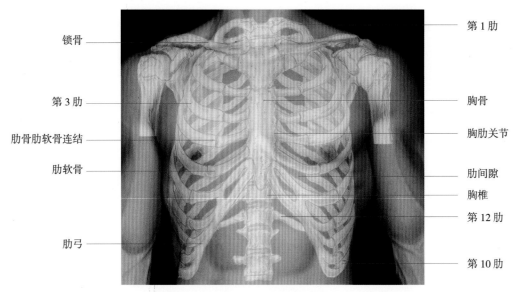

锁骨

第3肋

肋骨肋软骨连结

肋软骨

肋弓

第1肋

胸骨

胸肋关节

肋间隙

胸椎

第12肋

第10肋

图 6-3 胸廓的组成

胸骨

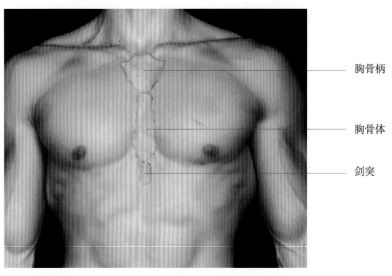

胸骨柄

胸骨体

剑突

图 6-4 胸骨体表投影

胸骨（sternum）为扁骨，位于胸部前面正中，分为胸骨柄、胸骨体和剑突（图6-4，6-5）。柄、体相连处微向前隆起，称胸骨角，可在体表触及，两侧平对第2肋，是计数肋的重要标志。

胸骨有几个重要骨性标志。在胸骨上端，颈静脉切迹位于两锁骨胸骨头之间。它可以是扁平的或凹沟的形状，尽管没有肌肉与之直接相连，胸锁乳突肌仅从其表面通过，舌骨下肌群在其深面与之相连接。胸骨柄是胸骨的上部，与锁骨、第1肋、第2肋通过关节相连接。胸骨体位于胸骨柄下面，为胸骨的主要部分。胸骨体下端连剑突，剑突长 2.5 cm，可缺如，它是腹部腱膜的连接位点（图6-6）。老年人剑突可完全钙化。胸骨柄、胸骨体和剑突位置表浅，上面仅覆盖筋膜和胸大肌的肌腱。

沿着胸骨向下移动手指直到从胸骨上落入腹部肌肉层。再原路返回到胸骨的最下端，就是剑突。

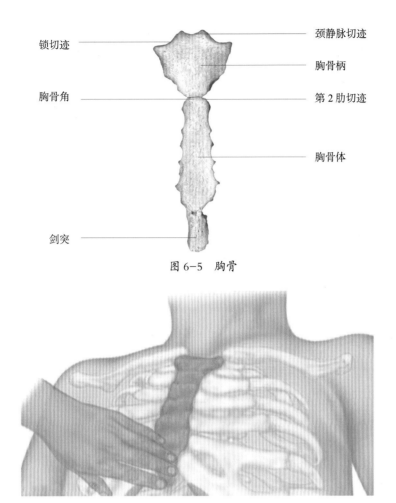

锁切迹

颈静脉切迹

胸骨柄

胸骨角

第 2 肋切迹

胸骨体

剑突

图 6-5　胸骨

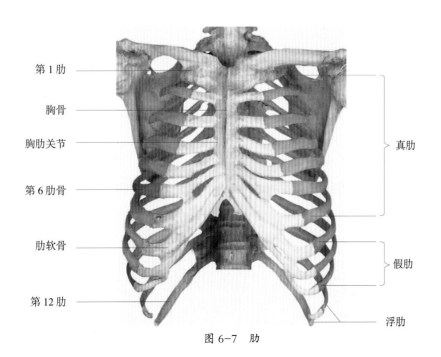

图 6-6　剑突触诊

肋的形状和触诊

第 1 肋

胸骨

胸肋关节

第 6 肋骨

肋软骨

第 12 肋

真肋

假肋

浮肋

图 6-7　肋

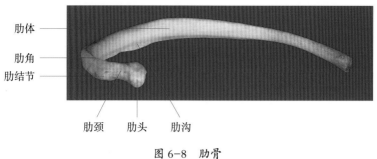

肋体
肋角
肋结节

肋颈　肋头　肋沟

图 6-8　肋骨

肋（rib）由肋骨和肋软骨组成，共 12 对。第 1~7 对肋前端与胸骨连接，称真肋；第 8~10 对肋前端分别借肋软骨与上位肋软骨连接，称假肋；第 11、12 对肋前端游离于腹壁肌层内，称浮肋。肋软骨为透明软骨，连各肋骨的前端。

肋骨为细长的弓形扁骨，分为体和前、后两端。后端膨大，称肋头，与相应胸椎的肋凹相关节。肋头外侧稍细部为肋颈。肋颈外侧稍隆起部为肋结节，与胸椎的横突肋凹相关节。肋体可分内、外两面和上、下两缘，内面近下缘处有肋沟，内有肋间血管和神经通过。

仰卧位，从胸骨向侧面移动手指可以触摸到肋软骨。用指尖再向外滑动即可触摸到肋骨（图 6-9）。可根据胸骨或是体表标志计数肋，胸骨角平对第 2 肋。乳头约平第 4 肋或与第 4、5 肋间隙。

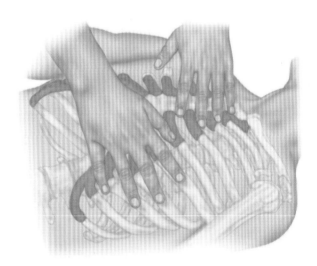

图 6-9　肋的触诊

胸腹腔内重要结构与肋骨的关系

肺的体表投影：两肺下缘的投影相同，于锁骨中线处与第 6 肋相交，腋中线处与第 8 肋相交，肩胛线处与第 10 肋相交，再向内至第 11 胸椎棘突外侧 2 cm 左右向上与肺后缘相移行（图 6-10）。

心脏瓣膜听诊区的体表投影：①二尖瓣区：位于心尖冲动最强处，又称心尖区，距第 5 肋间左锁骨中线内约 0.5 cm 处，距前正中线 7~9 cm；②肺动脉瓣区：在胸骨左缘第 2 肋间；③主动脉瓣区：位于胸骨右缘第 2 肋间；④主动脉瓣第二听诊区：在胸骨左缘第 3 肋间，又称 Erb 区；⑤三尖瓣区：在胸骨下端右缘，即胸骨右缘第 4、5 肋间隙。

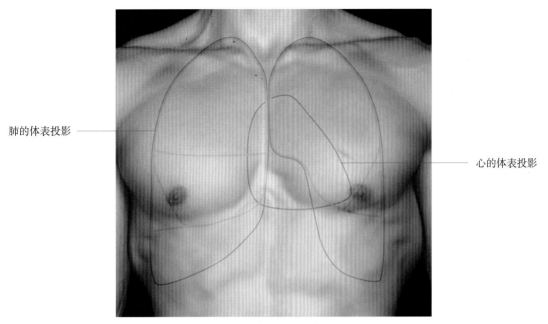

肺的体表投影

心的体表投影

图 6-10　肺和心的体表投影

　　肝的体表投影：肝上界与膈穹隆一致。在右腋中线处起自第 7 肋，由此向左，至右锁骨中线处平第 5 肋，在前正中线处平剑突和胸骨体结合处，至左锁骨中线平第 5 肋间隙。肝下界：与肝的前下缘一致。在右腋中线平第 10 肋，向左与右肋弓一致，至右侧第 8、第 9 肋软骨结合处离开肋弓，经剑突下 3~5 cm 斜向左上，至左肋弓第 7、第 8 肋软骨结合处，进入左季肋区，连于上界左端（图 6-11）。

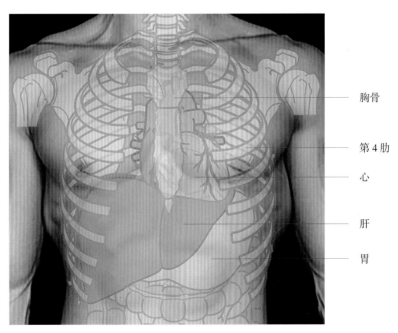

胸骨

第 4 肋

心

肝

胃

图 6-11　胸腹腔内重要器官与肋骨的关系

胸廓在发育过程中，可因椎骨或肋骨的先天性畸形而变形，也可因脊柱疾病导致脊柱侧凸、前凸或后凸而变形。随年龄增长，胸廓会出现解剖和生理上的巨大变化：肋软骨钙化并最终骨化，肋支架变硬，失去弹性；椎间盘退变和胸腔容积变小，常导致驼背。轻者影响胸部外形美观，严重者则影响心肺功能。

外形改变	临床意义
扁平胸	瘦长体型、慢性消耗性疾病（如肺结核）
桶状胸	矮胖体型、严重肺气肿、老年人
佝偻病胸	佝偻病（漏斗胸、鸡胸、肋膈沟、佝偻病串珠）
胸廓一侧变形	一侧膨隆——大量胸腔积液、气胸、一侧严重代偿性肺气肿 一侧下陷——肺不张、肺纤维化、广泛胸膜增厚和粘连
胸廓局部膨隆	心脏明显增大、心包大量积液、主动脉瘤、胸内或胸壁肿瘤、肋骨骨折、肋软骨炎

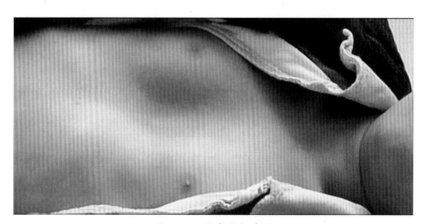

图 6-12　胸廓局部畸形

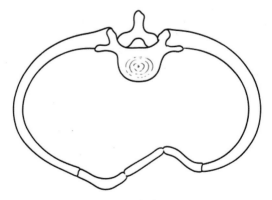

图 6-13　胸廓畸形示意图

肌的分布（图 6-14~6-16）

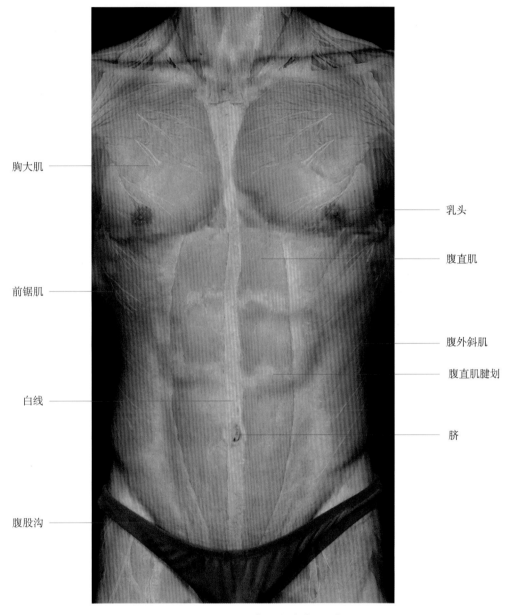

胸大肌

前锯肌

白线

腹股沟

乳头

腹直肌

腹外斜肌

腹直肌腱划

脐

图 6-14　浅层肌体表投影（前面观）

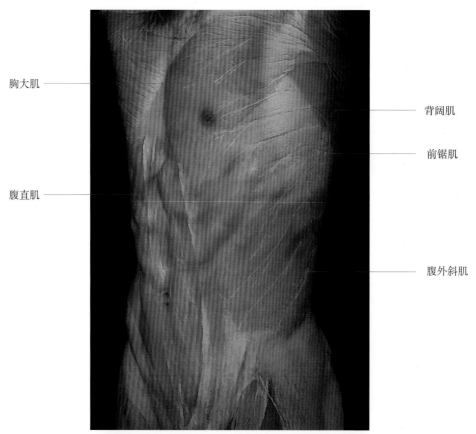

胸大肌

腹直肌

背阔肌

前锯肌

腹外斜肌

图 6-15　胸腹部浅层肌体表投影（侧面观）

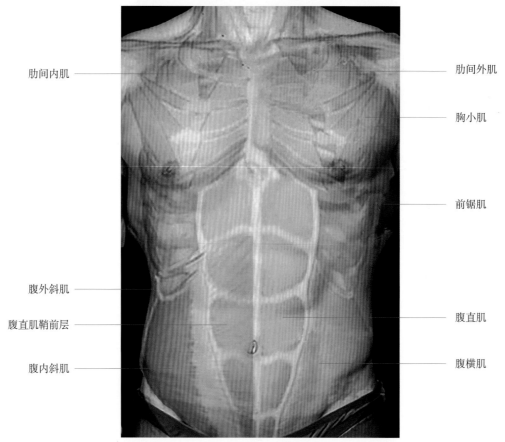

肋间内肌

肋间外肌

胸小肌

前锯肌

腹外斜肌

腹直肌鞘前层

腹直肌

腹内斜肌

腹横肌

图 6-16　胸腹部中层肌

胸大肌（pectoralis major）是位于胸廓前上部的肌肉，呈扇形，起自锁骨内侧半、胸骨和第1~6肋软骨，肌束向外侧集中，止于肱骨大结节嵴（图6-17）。近端固定收缩时肩关节内收，内旋。远端固定收缩时，与背阔肌协同引体向上，也可提肋助吸气。

胸小肌（pectoralis minor）位于胸大肌深面，呈三角形。起自第3~5肋，止于肩胛骨的喙突（图6-17）。作用是拉肩胛骨向前下方。当肩胛骨固定时，可上提肋以助吸气。

前锯肌（musculus serratus anterior）位于胸廓的外侧，上部为胸大肌和胸小肌所遮盖，以数个肌齿起自上8、9个肋骨，斜向后上，经肩胛骨前方止于肩胛骨内侧缘和下角（图6-17）。可拉肩胛骨向前贴近胸壁。前锯肌瘫痪出现"翼状肩"。

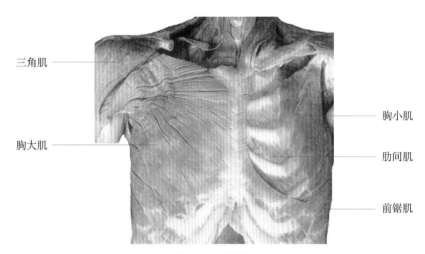

图6-17 胸部肌

胸骨肌（sternalis）又称胸骨直肌（rectus sternalis），有的在胸大肌的表面触到一条索状无痛小隆起，那可能是胸骨肌。胸骨肌为胸部变异肌，出现率为3%。多为单侧，位于胸大肌表面，起自胸骨或肋软骨及腹直肌鞘，可发出一条或数条垂直的肌束，向上融合于胸锁乳突肌，或止于胸骨上部或肋软骨。其形状、大小、位置及与胸骨和胸大肌的关系常不恒定。

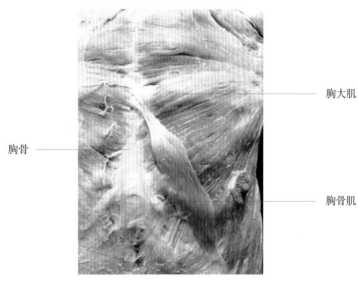

图6-18 胸骨肌

胸大、小肌缺如：为胚胎早期该部肌节或神经发育异常所致，常为胸大、小肌同时缺如（图6-19）。

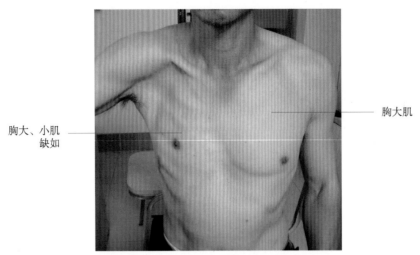

图 6-19 胸肌先天性缺如（右侧）

腹直肌（rectus abdominis）：在较瘦或健美者可看到腹直肌隆起的肌腹和腱划横沟，当进行直立前屈脊柱、仰卧抬头坐起的动作时尤其明显。腹直肌腱划通常位于脐水平、剑突水平和二者中点的水平。腹直肌全长有 3~4 个横行的腱划，将其分成 4~5 个肌腹。腱划为致密结缔组织构成，为胚胎发育期肌节愈合的痕迹。

腹白线（linea alba）通常在较瘦体型、肌发达的个体上可见，在脐以上较宽而明显，在脐以下几乎为线性且较不明显。

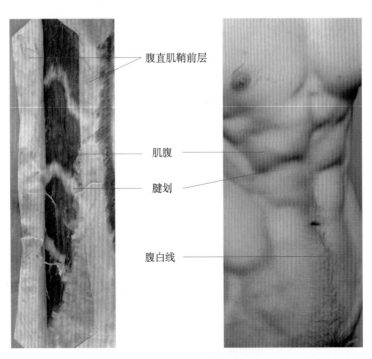

图 6-20 腹直肌

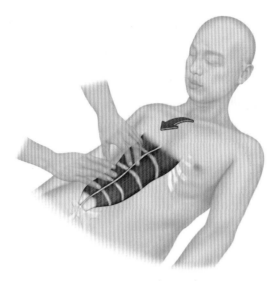

图 6-21　腹直肌触诊

［临床要点］患者仰卧屈膝位，定位剑突及其旁边的肋骨，定位耻骨嵴。将你的手放在这些标志之间，让受检者轻微交替屈曲和放松躯干，做数个小的仰卧起坐。探测整个腹直肌的长度和肌腹之间的腱划（图 6-21）。

腹外斜肌（external oblique）是腹前外侧壁 3 块扁肌中最大和最表浅的一块。它的起点附着于下 8 位肋骨的外面和下缘，与前锯肌、背阔肌的下位起点沿一向下向后的斜线犬牙交错。腹外斜肌向内下，其腱膜在腹直肌外缘参与腹直肌鞘前层的构成。向下止于髂前上棘和耻骨结节之间，形成腹股沟韧带（图 6-22）。

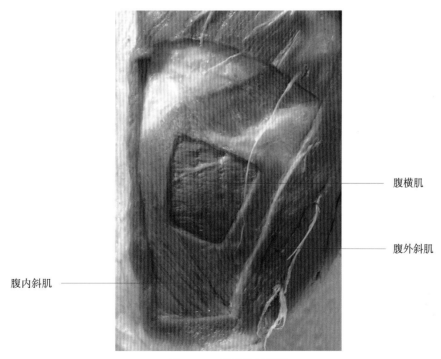

腹横肌

腹外斜肌

腹内斜肌

图 6-22　腹前外侧壁肌

　　腹内斜肌（internal oblique）起于胸腰筋膜、髂嵴和腹股沟韧带沟外 1/2。肌束呈扇形，上部肌束止于肋骨，其余逐渐变为腱性，在腹直肌外缘分为两层，参与腹直肌鞘前、后层的构成。下部部分肌束与腹横肌腱膜相对应的部位融合，形成联合腱（conjoint tendon），止于耻骨梳及耻骨结节（图 6-22）。

　　腹横肌（transversus abdominis）起于腹股沟韧带的外 1/3、胸腰筋膜、髂嵴前 2/3 内侧唇和下 6 位肋软骨，向内走行逐渐移行为腱膜，达腹直肌外侧缘参与腹直肌鞘后层构成（图 6-22）。

　　腹肌对脊柱前屈、侧屈和旋转，维持腹壁张力和腹压，保持腹腔内器官位置的相对固定，完成咳嗽、呕吐、排便、排尿、分娩等生理功能，以及协助呼吸有重要意义。

　　[临床要点]仰卧屈膝位，把手放在腹部的左侧和下位肋骨。让患者将左肩扭向右髋部，扭转躯干，在腹外斜肌的纤维表面触诊，感受它的斜行纤维的方向（图 6-23）。当躯干保持扭转时，沿着腹外斜肌的表浅纤维向上触诊到它们与前锯肌交错的地方，向下触诊腹部腱膜，最后向旁边触诊到髂嵴。

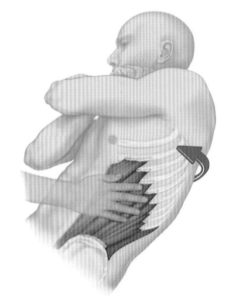

图 6-23　腹外斜肌触诊

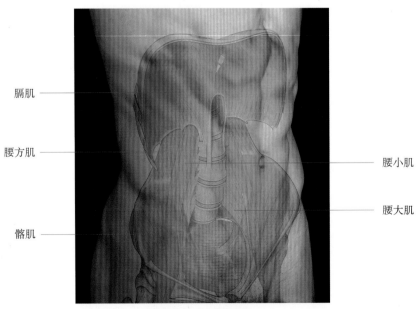

膈肌

腰方肌

髂肌

腰小肌

腰大肌

图 6-24　腹后壁肌

腰大肌（psoas major）位于腰椎两侧和骨盆缘。其近端附着所有腰椎横突的前面和下缘，髂肌（iliacus）起于髂窝，两肌下行，在髂窝内侧会合为髂腰肌，经腹股沟韧带深面止于小转子（图 6-24）。可使髋关节前屈和旋外。下肢固定时，可使躯干前屈。

阑尾和大肠

阑尾（appendix）是一狭窄的盲管，长 6~10 cm，连于回盲交界部以下的盲肠后内侧壁。阑尾的位置常见于盲肠后位、结肠后位或者盆位。阑尾根部的体表标志点称为 McBurney 点（脐与右髂前上棘连线的中、外 1/3 交界点），但其位置受体位、结肠扩张及其他因素影响，易于变化。

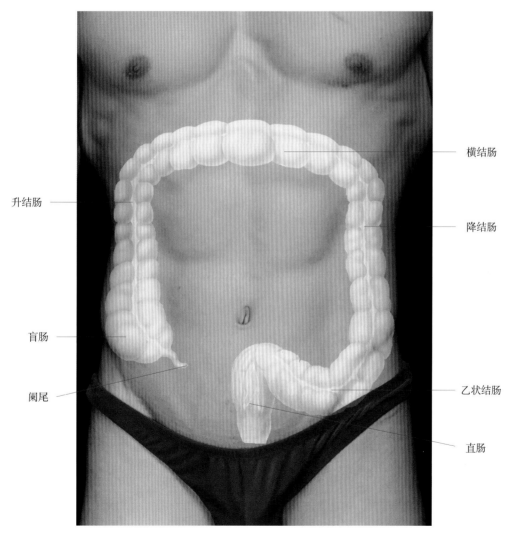

升结肠
盲肠
阑尾

横结肠
降结肠
乙状结肠
直肠

图 6-25　阑尾和大肠的体表投影

腹主动脉

腹主动脉是胸主动脉穿过膈肌后的延续。直径约 2.5 cm，经脊柱的左前方到第 4、5 腰椎椎间盘高度分为髂总动脉。为了触摸到此动脉的搏动，要求被检查者仰卧、屈膝、放松腰带。检查者站在被检查者的右侧，数个手指压在脐上 5 cm、腹白线左侧一横指处，用手指向下缓慢用力按压，即可触摸到腹主动脉搏动。

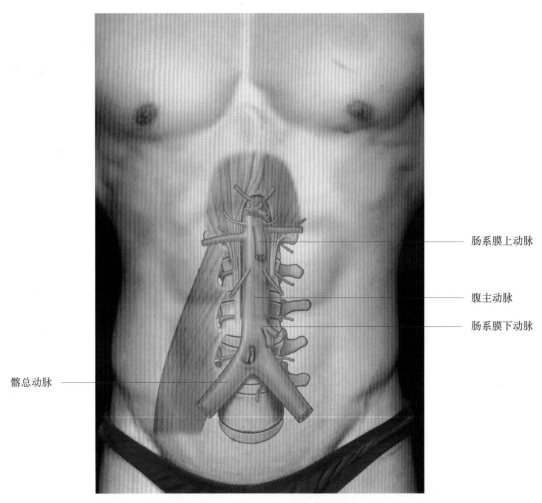

肠系膜上动脉

腹主动脉

肠系膜下动脉

髂总动脉

图 6-26　腹主动脉的体表投影

（赵庆豪）

第七章 脊柱区

境界和表面标志

脊柱区境界为上达枕外隆凸和上项线，下至尾骨。两侧自上而下为斜方肌前缘、三角肌后缘上份、腋后线、髂嵴后份、髂后上棘和尾骨尖的连线。脊柱区可分为项区、胸背区、腰区和骶尾区。主要表面标志有棘突、肩胛骨、骶骨、髂嵴和髂后上棘（图 7-1）。

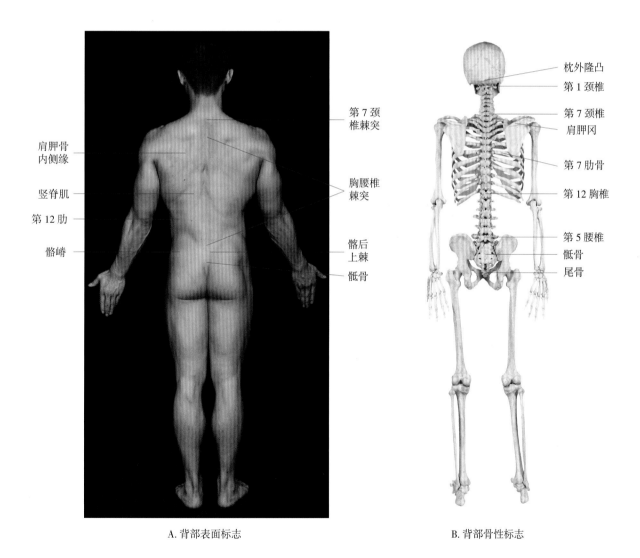

肩胛骨内侧缘

竖脊肌

第 12 肋

髂嵴

第 7 颈椎棘突

胸腰椎棘突

髂后上棘

骶骨

枕外隆凸

第 1 颈椎

第 7 颈椎

肩胛冈

第 7 肋骨

第 12 胸椎

第 5 腰椎

骶骨

尾骨

A. 背部表面标志　　　　　　　　　　　B. 背部骨性标志

图 7-1　背部解剖标志

脊柱的形态

幼年时椎骨有 32 或 33 块,包括颈椎 7 块,胸椎 12 块,腰椎 5 块,骶椎 5 块,尾椎 3~4 块。成年后 5 块骶椎融合为 1 块骶骨,3~4 块尾骨融合为 1 块尾骨,共 26 块椎骨(图 7-2)。除第 1、2 颈椎椎体之间、融合的骶椎和尾椎椎体之间没有椎间盘外,其他相邻椎体间都有椎间盘,共 23 个,借韧带、关节与椎骨共同构成脊椎,成为人体的中轴。

脊柱颈段最为灵活,脊柱胸段胸椎与肋骨构成胸肋关节,仅能完成小范围的运动,以此来稳定胸廓,保护胸腔内器官,而粗大短小的腰椎用于支撑上半身的体重。在躯干背部触诊,最明显、最重要的骨性标志是位于后正中线上的棘突。

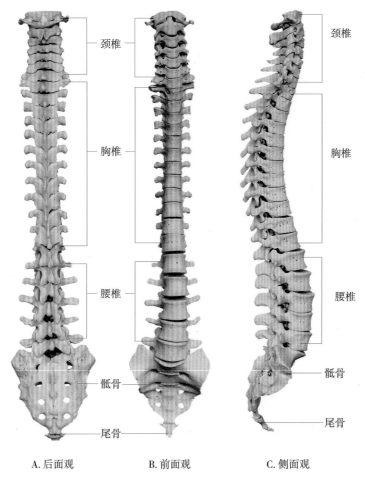

A. 后面观　　　　　　B. 前面观　　　　　　C. 侧面观

图 7-2　脊柱整体观

新生儿的脊柱只有一个弯曲,呈 "C" 形后凸。数月后婴儿从低头姿势抬起头这种行为拓展了颈椎空间位置,慢慢发展成颈前屈,即第 1 个前屈。颈前屈有利于儿童平衡躯干上部与不成比例的头部。当儿童继续发育,已经有能力坐起来时,脊柱腰段形成了第 2 个前屈,这个弯曲平衡了骨盆上方躯干的重量。进一步发展,最终站起来。在站起来学步这一过程中,儿童身体往往易向前摔倒,当重心逐渐平衡时,走路也就平稳了(图 7-3,7-4)。先天性和后天性脊柱疾病均可使脊柱形态异常(图 7-5)。

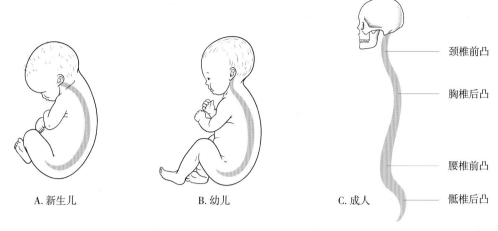

图 7-3　脊柱生理弯曲的形成过程

A.新生儿　　　　B.幼儿　　　　C.成人

颈椎前凸

胸椎后凸

腰椎前凸

骶椎后凸

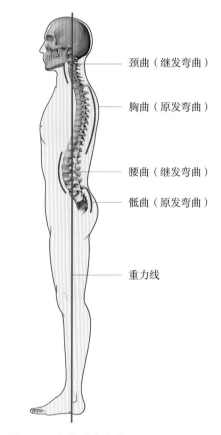

颈曲（继发弯曲）

胸曲（原发弯曲）

腰曲（继发弯曲）

骶曲（原发弯曲）

重力线

图 7-4　人体的重力线

　　从侧面看，脊柱有 4 个生理弯曲。颈曲、腰曲向前凸，形成脊柱前凸曲度，而胸曲和腰曲向后凸，形成脊柱后凸曲度。人体站立需平衡来维持最节省能量、最稳定的姿势。脊柱和骨盆连接头部和下肢，其形态和方向互相关联、影响，从可屈伸活动的腰椎过渡到基本固定的骶尾椎，腰骶椎和骨盆形态对矢状平衡起到关键作用，也与多种疾病的发生和发展相关。形成 4 个弯曲的人类脊柱在站立位时，重力线应通过每个弯曲的交接处，然后向下以髋关节稍后方，膝、踝关节稍前方而达地面（图 7-4，7-5）。

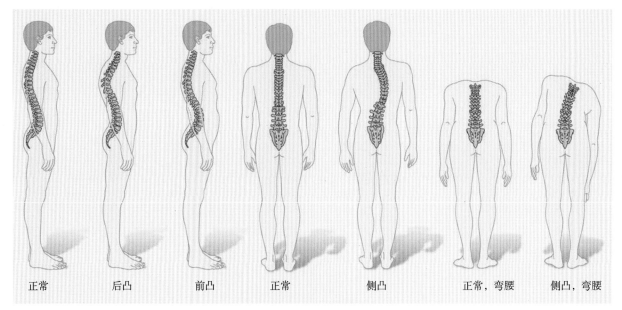

正常　　　后凸　　　前凸　　　正常　　　侧凸　　　正常，弯腰　　侧凸，弯腰

图 7-5　脊柱正常与异常形态

颈椎

　　颈椎有 7 块。颈椎椎体小，呈椭圆形，横突上有横突孔；上下关节突的关节近似水平位。 第 3~6 颈椎为典型椎骨，第 1、2、7 为非典型椎骨（图 7-6，7-7）。颈椎椎体上面两侧缘突起（形成侧缘关节，Luschka 关节）；椎孔较大，呈三角形；1~6 颈椎的横突孔中有椎动、静脉走行。第 1 颈椎没有椎体，呈环状又称寰椎。第 2 颈椎（枢椎）椎体上有一向上的指状突起称齿突。寰椎可围绕齿突做旋转运动。第 7 颈椎的棘突长，又称隆椎，在皮下易触及，常作为计数椎骨序数的标志。

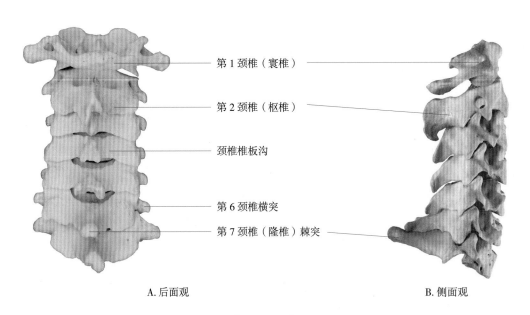

第 1 颈椎（寰椎）

第 2 颈椎（枢椎）

颈椎椎板沟

第 6 颈椎横突

第 7 颈椎（隆椎）棘突

A. 后面观　　　　　　　　　　　　　　　　　B. 侧面观

图 7-6　颈椎

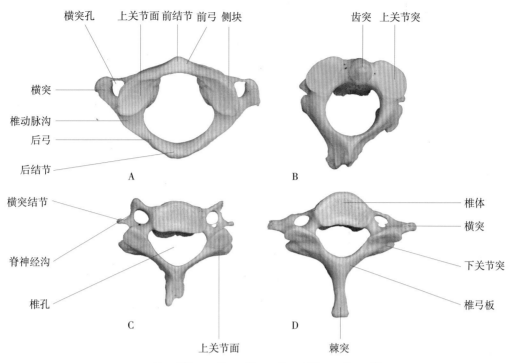

A. 第1颈椎　B. 第2颈椎　C. 第3颈椎　D. 第5颈椎

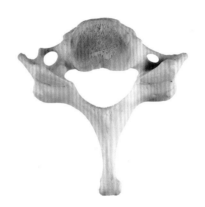

E. 第7颈椎

图 7-7　颈椎的形态特征

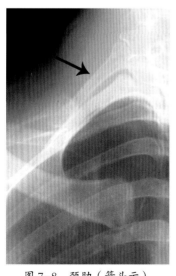

图 7-8　颈肋（箭头示）

颈肋是指第 7 颈椎横突上发生的不典型肋骨，是一种先天性畸形（图7-8）。颈肋发生率为 0.6%。55% 的颈肋在 X 线检查时偶然发现，并不出现临床症状。女性发生率高于男性。双侧同时出现颈肋者占 50%。在单侧颈肋中，左右侧的发生率大致相等。颈肋可能压迫臂丛或锁骨下动脉，出现相应的症状。

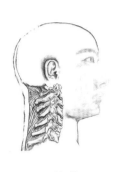
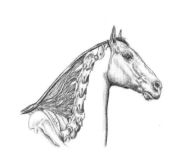
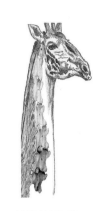

A. 人项韧带　　　　　　　　　B. 马项韧带　　　　　　　　　C. 长颈鹿项韧带

图 7-9　项韧带

项韧带为弹性纤维板，上端附于枕外隆凸，向下附于各颈椎棘突，并与棘间韧带和棘上韧带相延续（有人认为项韧带为棘上韧带的特化）。人类站立起来后，项韧带不再负有牵拉头颈部的重任（牵引头部），故慢慢退化（图 7-9A）。但在牛、马等四肢行走的动物，几十千克的头颈部处于没有任何肌肉作用的静止状态，项韧带就是主要的牵拉承重装置（图 7-9B）。长颈鹿的颈部长达 150 cm，重约上百千克，需要更强大的项韧带牵拉以稳定头颈部（图 7-9C）。

胸椎

胸椎有 12 个，从上向下椎体逐渐增大，这与负重有关。胸椎参与支持肋和构成胸廓。椎弓主要承受拉伸载荷，椎板短而宽，呈迭瓦状，可防止胸椎过伸活动。关节突关节的关节面呈冠状位，允许胸椎有一定范围的轴向旋转活动，对向前的移位有较强的抵抗作用（图 7-10）。胸椎的稳定性明显高于其他脊柱节段的椎骨，这主要归功于胸廓环的存在。

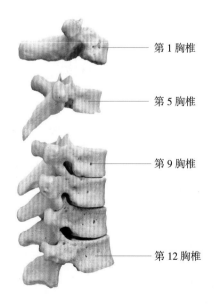

第 1 胸椎

第 5 胸椎

第 9 胸椎

第 12 胸椎

图 7-10　部分胸椎（侧面观）

胸椎椎体的横切面呈心形，上位胸椎近似颈椎，下位胸椎则近似腰椎（图7-11）。在椎体侧面后份上下缘有上肋凹和下肋凹，肋凹与肋头相关节。横突末端前面有圆形的横突肋凹，与肋结节相关节。上下关节突的关节面近似冠状位。胸椎棘突较长，伸向后下方，彼此叠掩，呈覆瓦状。第5~8胸椎棘突最长。

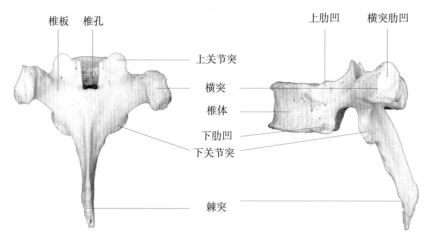

图7-11　胸椎的形态特征

腰椎

腰椎有5个，当人体站立时，头部、躯干和上肢的重力全部通过脊柱向下传递，腰椎椎体是承受这种重力冲击的最底部结构（图7-12）。脊柱做各种方向活动时对下位椎间盘，尤其是纤维环的牵拉力最大。腰椎间盘突出的好发部位是第4、5腰椎间盘，第5腰椎、第1骶椎间盘次之，较少发生于第3、4腰椎间以上的椎间盘。

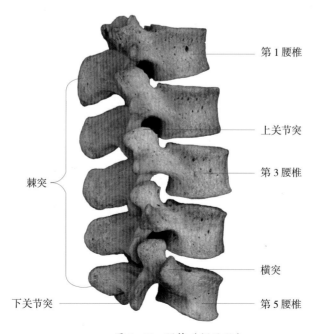

图7-12　腰椎（侧面观）

　　腰椎椎体大，前高后低，呈肾形。椎孔大，呈三角形。关节突关节面近似矢状位。上关节突的后外侧有一乳突，棘突为四方形的骨板，水平伸向后方。横突短而薄，伸向后外侧，根部的后下侧有一小结节，称为副突，在发生过程中横突与肋同源，副突应为真正的横突（图7-13）。第1~3腰椎的横突逐渐增长，以第3腰椎的横突最长，第4、5腰椎则逐渐变短。第5腰椎椎体最大。

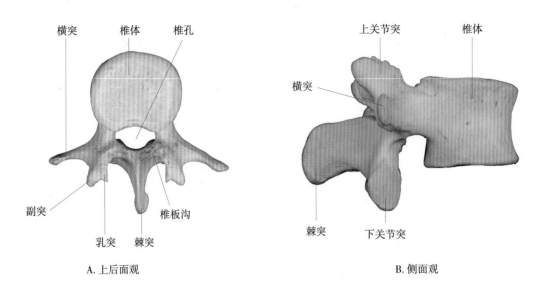

A.上后面观　　　　　　　　　　　　　　　　B.侧面观

图7-13　腰椎的形态特征

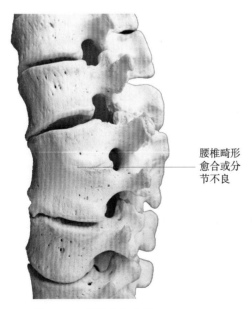

图7-14　腰椎融合畸形

　　椎体分节不良是一种脊柱先天畸形，为脊柱先天性骨性联合（图7-14），以婴幼儿和青少年多见。单侧分节不良（单侧不分节骨桥）比较常见，所产生的侧凸易于加重。因为在弯曲的凹侧受累椎骨无生长能力，而凸侧有持续生长能力。这一畸形可开始于胎儿期内，出生后随儿童的生长可持续加重。双侧分节不良，理论上讲是产生短矮畸形而无侧凸，但实际常由于多个平面的双侧分节不良，产生额状面生长不平衡而产生侧凸。

椎骨的连结

椎骨借椎间盘、韧带和关节连结。椎间盘由纤维环和髓核构成。韧带包括椎体间连结韧带（前、后纵韧带）和椎弓间连结韧带（黄韧带、棘突间韧带、横突间韧带和棘上韧带）（图7-15）。上、下关节突构成关节突关节。

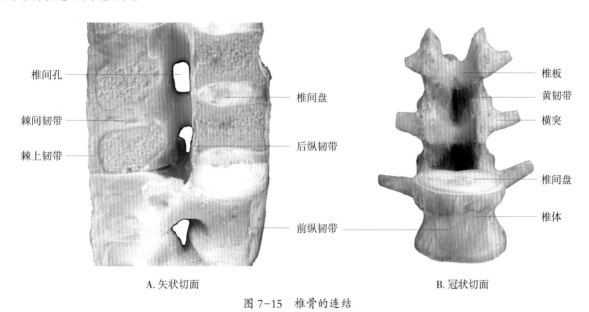

椎间孔	椎间盘
棘间韧带	后纵韧带
棘上韧带	前纵韧带

椎板
黄韧带
横突
椎间盘
椎体

A. 矢状切面　　　　　　　　　　　　　　　B. 冠状切面

图 7-15　椎骨的连结

骶、尾骨

骶骨由5块骶椎融合而成，构成盆腔的后壁，其下端为骶骨尖，与尾骨相关节，上端宽阔的底与第5腰椎联合形成腰骶角。骶骨盆面凹陷，背侧面后凸，以增加骨盆容量（图7-16）。骶骨具有明显的性别差异，男性的长而窄，女性的短而宽，以适应分娩的需要。

进行骶管封闭治疗时，患者俯卧位，下腹部垫枕，使骶椎向后上方成30°~45°角抬起，两足分开约30 cm。首先摸到骶角，在两骶角之间找到骶管裂孔，利多卡因局部浸润麻醉后，用9号腰穿针与骶骨成30°~45°角刺入4.5~5.5 cm，拔出针芯如无脑脊液流出即可注入药液。

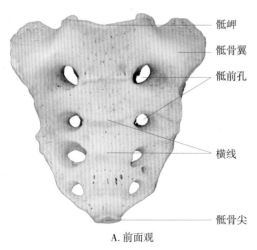

骶岬
骶骨翼
骶前孔
横线
骶骨尖

上关节突
骶后孔
骶正中嵴
骶角
骶管裂孔

A. 前面观　　　　　　　　　　　　　　B. 后面观

图 7-16　骶骨

尾骨形状略呈三角形，由 3~4 节尾椎融合而成，一般在 30~40 岁才融合完成（图 7-17）。由底向上伸的尾骨角是第 1 尾椎的上关节突，它与骶角相关节。在尾骨角外侧，有向外平伸的横突。第 2~4 尾椎退化成结节状小骨块。

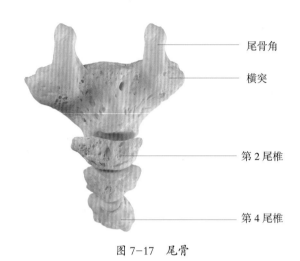

图 7-17 尾骨

脊膜

脊膜包绕在脊髓的外面，有 3 层，由内向外分别为软脊膜、蛛网膜和硬脊膜（图 7-18）。

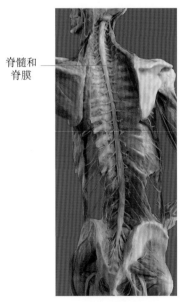

A. 脊髓和脊膜的位置
（隋鸿锦教授惠赠）

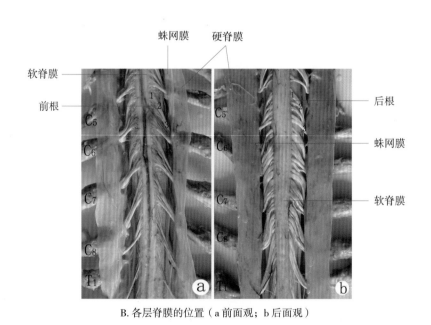

B. 各层脊膜的位置（a 前面观；b 后面观）

图 7-18 脊膜

脊柱畸形

骶椎腰化

骶椎腰化系第1骶椎演变成腰椎样形态，与第2骶椎完全或部分分离，其间无椎间盘。发生率甚低，大多在读片时偶然发现，一般多无明显症状（图7-19）。

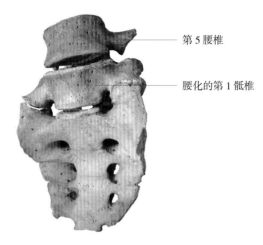

图7-19 骶椎腰化

右侧标注：
第5腰椎
腰化的第1骶椎

腰椎骶化

指第5腰椎全部或部分演变成骶椎形态，与骶椎融合，构成骶骨的一部分（图7-20）。临床上以第5腰椎一侧或两侧横突肥大呈翼状，与骶骨融合成一块为多见，并多与髂嵴形成假关节；而少数为第5腰椎椎体（连同横突）与骶骨愈合成一块。

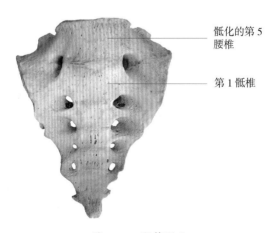

图7-20 腰椎骶化

右侧标注：
骶化的第5腰椎
第1骶椎

脊柱裂

脊柱裂又称"先天性脊柱裂"，包括隐性和开放性两种，为脊椎轴线上的先天畸形（图7-21~7-26）。最常见的类型为棘突及椎板缺如，椎管向背侧开放。病变可涉及一个或多个椎骨。有的刚出生的婴儿，在腰部有一膨出的囊包，壁很薄可透光，婴儿啼哭时，囊包的张力增加，如溃破则很易感染，引起脊膜炎。此型乃因脊膜由脊柱裂口处膨出所致，称"脊膜膨出"或"囊性脊柱裂"。如果椎管内的脊髓、脊膜和神经根也同时膨出，则称"脊髓脊膜膨出"（图7-21，7-23~7-26，引自丁自海，原林.局部临床解剖学，2009.）。

少数患者可有一段脊髓完全暴露在裂口处，有的在表面可有薄层纤维膜覆盖。此型称"脊髓外露"，症状更为严重，预后极差。患有脊柱裂的患者，常伴有身体其他部位的先天性发育异常，如先天性脑积水和脊柱侧弯等。隐性脊柱裂不产生临床症状者无须治疗。有临床症状的隐性脊柱裂或脊膜膨出及脊髓脊膜膨出症等均需手术治疗，手术时间越早疗效越好。

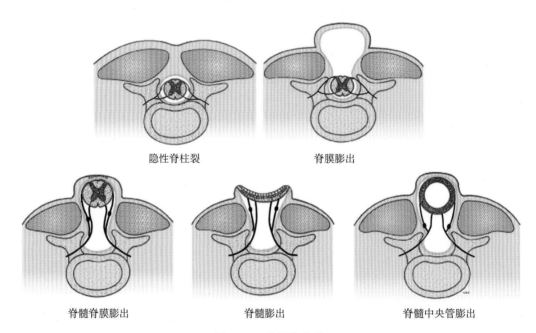

隐性脊柱裂　　　　　　　　脊膜膨出

脊髓脊膜膨出　　　　　脊髓膨出　　　　　脊髓中央管膨出

图7-21　脊柱裂类型

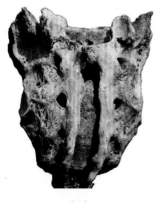

A. 标本

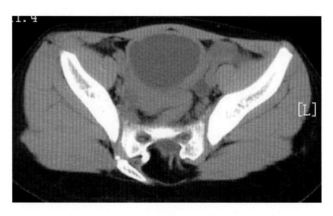

B. MRI

图7-22　骶管裂

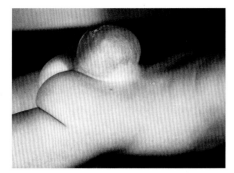

图 7-23 囊性脊柱裂（骶管裂）

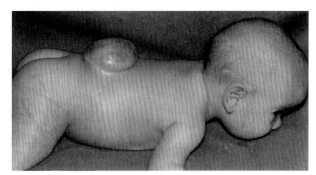

图 7-24 囊性脊柱裂（腰段椎管裂）

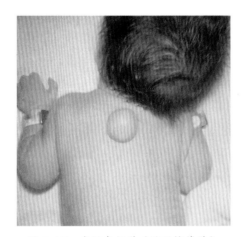

图 7-25 囊性脊柱裂（胸段椎管裂）

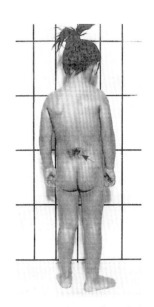

图 7-26 腰部隐形脊柱裂（◄ ）

脊柱侧弯和后凸

嘱患者直立，从后面整体观察脊柱的形态。手指从上向下触摸棘突，各棘突是否在后正中线上；指腹随着 4 个生理弯曲起伏。脊柱侧弯多由先天性半椎体畸形引起（图 7-27A），为胚胎期椎体两个骨化中心的某个发育不良或肌源性缺陷所致。后凸畸形（驼背）源于肌力减弱、椎体或椎间盘改变（图7-27B），或长时间使用低矮课桌学习所致。

［背部触诊要点］注意整个背部及下肢的检查，检查时应脱鞋。下肢不等长及髋部疾病可导致脊柱异常弯曲。嘱患者行走以观察骨盆的倾斜运动情况，当骨盆一侧抬高时，腰椎在冠状面上向对侧凸起，而胸椎则代偿性地向同侧侧凸。人体坐位时腰椎的前凸变浅，棘突间距增宽。约 50% 的颈屈曲是由寰枕关节完成的，屈曲时，患者应能够使下颌与胸部接触；后伸时，能直视上方。约 50% 的旋转是由寰枢关节完成的。侧屈时，头可倾斜 45°。腰椎屈、伸运动相对自由，而受小关节突的限制，旋转活动明显受限。侧弯时，嘱患者交替将左右手紧贴大腿外侧向下滑动。

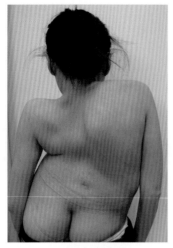

A.脊柱侧弯畸形

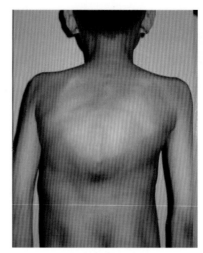

B.儿童脊柱后凸畸形

图 7-27　脊柱侧弯和后凸畸形

背部肌的分布

背部肌分为浅、深层。浅层包括斜方肌和背阔肌（图 7-28）。斜方肌位于项部和背上部，起于枕外隆凸、颈椎和胸椎棘突，止于锁骨外侧 1/3 段、肩峰和肩胛冈。斜方肌不同部分收缩作用不同，如两侧同时收缩，可使肩胛骨向脊柱靠拢，呈挺胸姿势。背阔肌位于背下部，起于下部胸椎棘突，全部腰椎棘突和髂嵴等处，肌纤维向外上方集中，止于肱骨上段的前面。可使肱骨内收，内旋和后伸，形成背手的姿势。当上肢固定时，与胸大肌协同能引体向上。

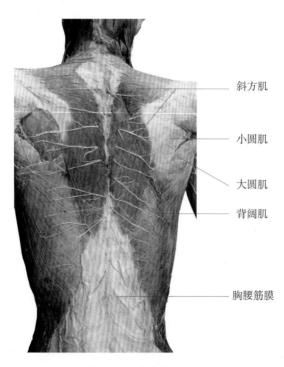

斜方肌

小圆肌

大圆肌

背阔肌

胸腰筋膜

图 7-28　背部浅层肌

深层肌主要有竖脊肌（图7-29），位于椎骨棘突两侧，起自骶骨背面和髂嵴后份，向上分出多条肌束分别止于椎骨、肋骨及枕骨。竖脊肌有3个主要的肌束，从内向外分别是棘肌、最长肌和髂肋肌。在腰部，竖脊肌位于薄而致密的胸腰筋膜的深面。在胸部和颈部，竖脊肌位于斜方肌、菱形肌和上、下后锯肌的深面。竖脊肌沿着背部的整个长度走行，很容易触及并定位其特征性肌束。竖脊肌收缩时使脊椎后伸。胸腰筋膜分前、后两层包绕竖脊肌，形成该肌的鞘。

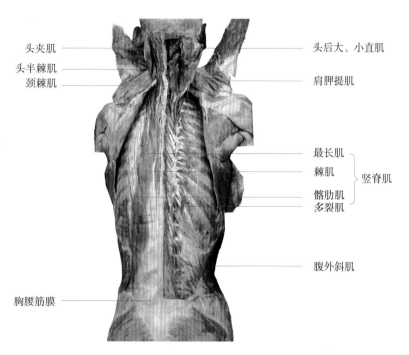

A. 竖脊肌的位置（左侧），右侧为竖脊肌深面的小肌

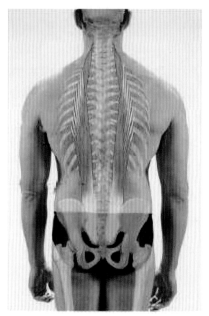

B. 竖脊肌体表投影（汪华侨教授提供）

图 7-29　背部深层肌

在人体600多块肌肉中，力量最强大的是竖脊肌，也是最易受伤的肌。人们站、坐、走、跑、弯腰等日常动作都需要竖脊肌。竖脊肌单侧收缩使脊柱侧屈，两侧同时收缩可使脊柱后伸。在脊柱静力学上（体姿），竖脊肌同样有重要作用。

　　从腰部断层解剖图中可以看出（图7-30），竖脊肌位于脊柱后侧旁正中位置，其与棘突之间夹有多裂肌与回旋肌，临床上可以利用多裂肌与竖脊肌之间的肌间隙直达腰椎关节突进行椎弓根螺钉植入操作，即所谓的Wiltse椎旁肌间隙入路。相对于传统手术入路，此入路在减少手术过程中对椎旁肌的损伤、减少术中出血、缩短住院时间及术后康复时间等方面具有明显优势。腰方肌位于横突两侧，腰大肌位于椎体侧方。椎体前方毗邻腹主动脉、下腔静脉及腹部肠管等组织。

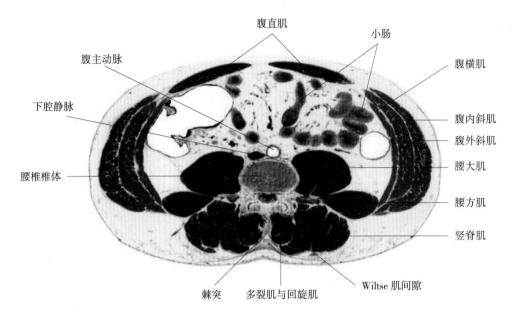

图7-30　竖脊肌的位置和毗邻（第3腰椎横断面）

脊柱的运动

　　脊柱可做6种运动（图7-31），包括前屈（腹肌）、后伸（竖脊肌）、左右侧屈（腹肌和脊柱深层肌）、左右旋转（腹肌和脊柱深层肌）。在维持脊柱直立静止状态中，竖脊肌最为重要。竖脊肌受颈、胸、腰神经后支支配，是牵引脊柱实现后伸的唯一肌肉（图7-32，7-33）。竖脊肌深部为短肌，有明显的节段性，连于相邻两个椎骨或数个椎骨之间，能够加强椎骨之间的连接和脊柱运动的灵活性（见图7-29A）。提拉杠铃、负重屈伸、俯卧臂腿上提等可发展该肌力量，也是治疗腰肌劳损的方法之一。

　　重复性的一侧搬举动作、长时间脊柱维持不良姿势、单侧负重或重复性弯腰劳动，都容易造成左右竖脊肌之间的疲劳不一致，肌之间肌力不平衡；或为维持脊柱稳定持续用力，竖脊肌被过度拉伸，造成伸腰的力量减弱，甚至肌肉逐渐纤维化，最终导致腰肌劳损，出现急、慢性腰痛。经常进行竖脊肌的屈伸锻炼，有助于增强肌力，保持两侧肌力平衡，减轻肌疲劳（图7-33）。

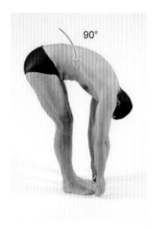

A. 前屈

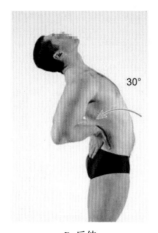

B. 后伸

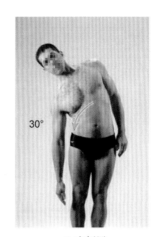

C. 右侧屈

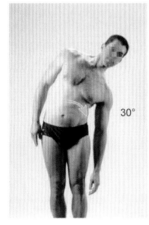

D. 左侧屈

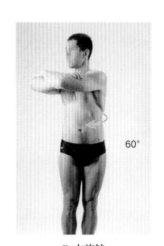

E. 右旋转

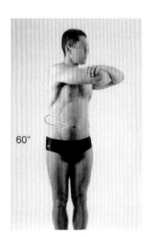

F. 左旋转

图 7-31　脊柱的运动（汪华侨教授提供）

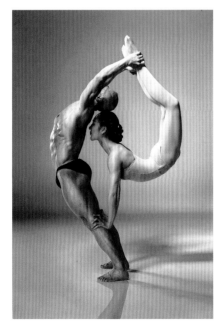

图 7-32　竖脊肌的后伸作用

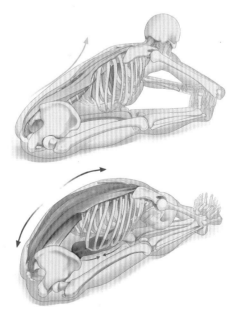

图 7-33　竖脊肌的伸屈锻炼

骨性结构触摸技巧

椎体棘突

棘突是椎体后面的突出部分，沿着背部中心形成肉眼可见的隆起，是韧带和筋膜的附着点。腰椎、胸椎和颈椎棘突形态各不相同。腰椎棘突比胸椎和颈椎的更为粗大。因为腰椎矮短和粗壮，棘突的尖端感觉更像条状而不是点状；椎体又大又长，棘突之间可能会有一个手指的宽度。胸椎棘突较细小，连结更为紧密。颈椎棘突与胸椎棘突相比更为短小。由于颈椎前凸和覆盖有较厚的项韧带，颈椎棘突实际上比胸、腰椎棘突的位置更深。寰椎是唯一一个没有棘突的椎骨。

[临床应用要点]

1.患者取坐位，躯干和颈部轻微前屈（这种姿势有助于伸展覆盖的软组织，棘突更容易向后突出）。把手指放在背部中线并定位棘突之间的距离（图 7-34）。

2.沿着脊柱上下移动手指，触摸棘突的大小、角度和它们之间的间隙。一些棘突可能比较容易触摸到，而有一些很难摸到。让患者慢慢前屈以充分伸展脊柱，观察棘突的移动（图 7-35）。

3.让患者俯卧位，重复以上方法。当你触摸棘突时勾勒出它们的边缘。触摸整个脊柱并数一下棘突数目。所有的椎体（寰椎除外）都有棘突，总共 23 个。用相邻部位的棘突做标志，如第 7 颈椎、第 12 胸椎、第 5 腰椎，来验证计数是否准确。用力按压时骶后嵴也可隐约触及。

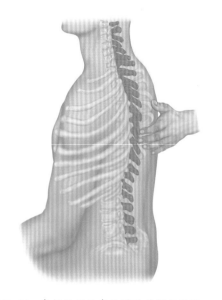

图 7-34　脊柱处于正中位置时的侧后面观

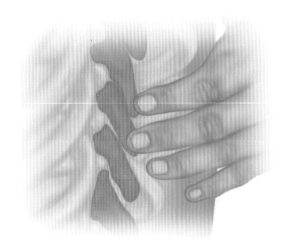

图 7-35　触摸胸椎棘突时的侧后面观

有些棘突可在相邻骨性标志的帮助下来定位。例如，两髂嵴最高点的连线通过第 4 腰椎棘突，以此为标志可帮助你找到相邻的棘突（图 7-36）。但是因为个体差异，也包括年龄、性别或体质差异，这种标志也不是唯一确定的，只能作为一个提示。

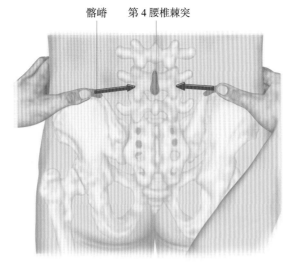

图 7-36　站立位确认第 4 腰椎棘突（后面观）

定位第 4 腰椎棘突

1. 俯卧位或站立位，定位 2 个髂嵴的最高点。
2. 示指沿着髂嵴的上缘定位，水平方向滑动拇指向内与脊柱会合。
3. 定位第 4 腰椎棘突，探寻上下相邻的腰椎棘突。

定位第 7 胸椎和肩胛骨下角，第 2 胸椎和肩胛骨上角

1. 患者取俯卧位或站位，定位下角。你一只手放在下角，另一只手平移到脊柱，定位第 7 胸椎。
2. 定位上角。一只手放在上角，另一只手平移到脊柱，定位第 2 胸椎。

体型、体位、肌肉收缩和其他因素都会影响肩胛骨的位置。上肢必须自然下垂，肩胛骨的下角通常位于第 7 胸椎棘突水平，而上角位于第 2 胸椎水平（图 7-37）。

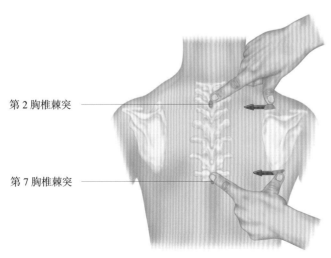

第 2 胸椎棘突

第 7 胸椎棘突

图 7-37　俯卧位，后面观

第 7 颈椎和颈根部

第 7 颈椎棘突位于颈根部，定位上背部和颈部的结构时可以此区分。

1. 患者俯卧位。把指腹沿中线放在颈根部上面。

2. 向下移动指腹。在颈根部，你的拇指会碰到第 7 颈椎棘突（图 7-38）。

3. 触摸它的边缘和相邻棘突并尝试在仰卧位时定位第 7 颈椎棘突（图 7-39）。

你的手指正确放在颈根部，感受到手指上方的棘突比你正在触摸的棘突小，正下方的即为第 1 胸椎。当颈部前屈，第 7 颈椎棘突向上移动。然而，第 1 胸椎则不能移动位置。患者采取坐位，你把一个手指放在第 7 颈椎和第 1 胸椎的棘突上，让患者慢慢屈曲颈部，观察是否第 7 颈椎向上翘起而第 1 胸椎比较固定。

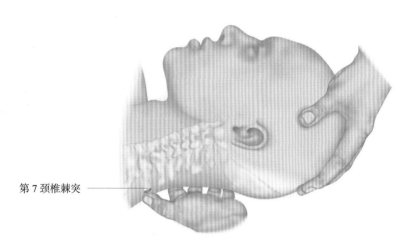

第 7 颈椎棘突

图 7-38 仰卧位，触摸第 7 颈椎棘突

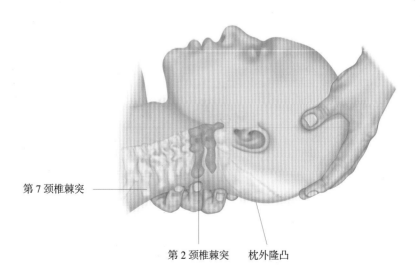

第 7 颈椎棘突

第 2 颈椎棘突　　枕外隆凸

图 7-39 仰卧位，第 2 颈椎棘突

第 2 颈椎棘突较大，而且突出更明显。颈椎棘突的尖端位于项韧带的深部，项韧带是一扁平的连接棘突的韧带，向上延伸到枕骨（图 7-39）。

1. 仰卧位。定位第 7 颈椎棘突。

2. 用轻微压力探寻其他颈椎棘突的尖端和边缘，横向跨过覆盖棘突尖端的紧张的项韧带（图 7-40）。

3. 继续向上直至触到第 2 颈椎。在这个过程中，被动屈曲、伸展和旋转颈部。

此时能感受到棘突沿着颈背部形成的脊，当触摸第 2 颈椎棘突时，你的手指是低于耳垂的水平。第 2 颈椎棘突比其他颈椎的棘突更大而且更为显著。

注意区分第 2 颈椎棘突和表浅的枕外隆凸，对于认识颈部结构非常有帮助。先把手指沿头基底部水平放置。把环指放在表浅的枕外隆凸处，然后用示指定位第 2 颈椎棘突。这时中指的位置位于两个结构之间的水平，探查这些显著的标志之间的距离。

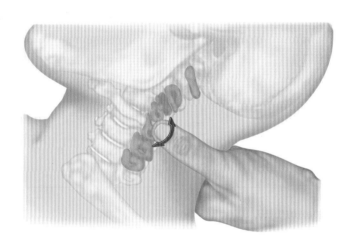

图 7-40　仰卧位，头位于中位时的侧面观

颈椎横突

1. 患者仰卧位。把手指放在耳垂下面颈部的一边。

2. 用拇指指腹向前向后移动感受颈椎横突的脊，探寻其长度（图 7-40）。

3. 你可能摸不到每个横突的尖端，但能感受到覆盖组织下面的颈椎横突形成的脊。

在耳垂下面进行触摸，你能感受到沿颈部一边的横突脊。如果被动前屈、侧屈或旋转颈部，能感受到单个横突的移动。

竖脊肌

1. 患者俯卧，两手放在腰部两侧。让患者轻轻抬腿或放下，以确定竖脊肌的位置。当然，竖脊肌不会使下肢抬起，但它可收缩以稳定骨盆。注意这个过程当中，强壮的竖脊肌是怎样绷紧和放松的。

2. 当患者保持好姿势时，你用手向下朝髋骨方向触诊，然后沿胸椎向上触诊。让患者稍微后伸颈部和脊柱，以使胸段的竖脊肌收缩。

3. 顺着肩胛骨之间竖脊肌的条索状纤维向上按压至颈椎后部，可触及竖脊肌在颈部椎板沟两侧的肌束。

4. 当患者脊柱放松时，用你的手指下压竖脊肌肌纤维，感受其质地结构和走行方向（图7-41，7-42）。

直接触诊位于脊柱棘突旁这些组织，这些纤维与脊柱平行，当肌肉收缩时，能确定竖脊肌侧方的边缘。在肩胛骨之间，慢慢分辨出斜方肌、菱形肌与竖脊肌群的肌纤维（图7-42）。

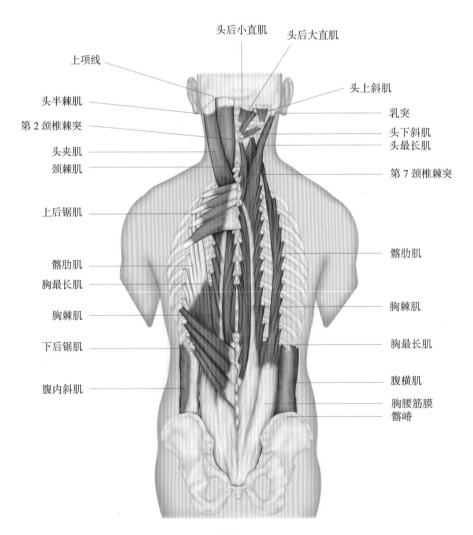

图7-41 背部深层肌肉后面观

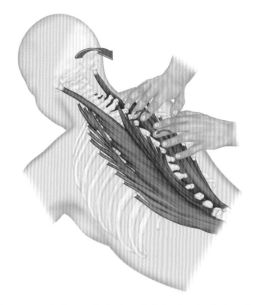

图 7-42 俯卧位，当患者后伸脊柱时，触诊其深部的竖脊肌

胸腰筋膜

胸腰筋膜是位于背部的菱形筋膜，向下跨过髂骨，止于骶骨后部，向上止于下部胸椎。胸腰筋膜是背阔肌和竖脊肌的附着点，质地致密，很难与深部的肌肉分离。

触诊方法：

1. 患者俯卧位，通过定位骶骨、髂嵴后部和下位胸椎来勾勒出胸腰筋膜的菱形外形。

2. 双手用力捏起腰部组织，感受位于皮下和竖脊肌之间的一层连结组织（图 7-43）。

3. 让患者轻轻抬起肘部然后放下去，交替进行（这样可以收缩背阔肌，让筋膜收紧）。然后将你的手移到筋膜菱形边上的背阔肌的肌腹上面，慢慢感受这两种组织的不同。

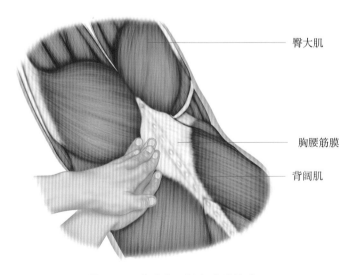

臀大肌

胸腰筋膜

背阔肌

图 7-43 俯卧位，探查胸腰筋膜

（史本超）

第八章　上肢

在本章中，重点介绍与上肢触诊相关的上肢皮肤、浅筋膜、深筋膜、韧带、骨、关节、肌肉等的形态和结构特点；确认上肢表面标志和上肢触诊操作的要点。

上肢分区和体表标志

上肢通过肩部与颈、胸和背部相接。以三角肌前、后缘上份与腋前、后襞下缘中点的连线与胸背部为界。其与颈部的界线是锁骨上缘外1/3和肩峰至第7颈椎棘突的连线。上肢按部位可分为肩部、臂部、肘部、前臂、腕和手。上肢的肌性标志比较明显（图8-1）。

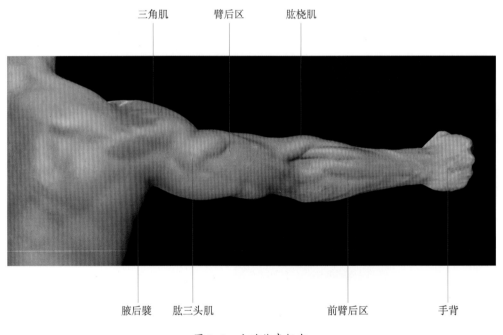

图 8-1　上肢体表标志

上肢骨和关节

由于人体直立，上肢成为灵活的劳动器官，因而骨较下肢骨纤细轻巧。上肢骨可分为上肢带骨和上肢自由骨，前者包括肩胛骨和锁骨，后者包括肱骨、桡骨、尺骨、腕骨、掌骨和指骨（图8-2）。

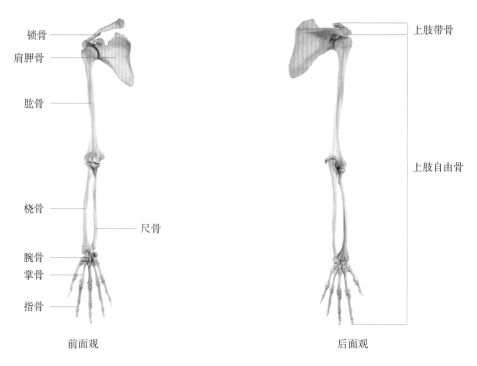

锁骨
肩胛骨
肱骨

桡骨
尺骨

腕骨
掌骨
指骨

前面观

上肢带骨

上肢自由骨

后面观

图 8-2　上肢骨

上肢肌的分布

上肢肌分为上肢带肌和上肢自由肌，后者又分为臂肌、前臂肌和手肌（图 8-3）。

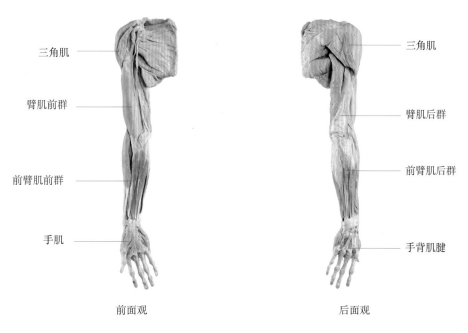

三角肌
臂肌前群
前臂肌前群
手肌

前面观

三角肌
臂肌后群
前臂肌后群
手背肌腱

后面观

图 8-3　上肢肌

肩部

表面标志

肩峰为肩部最高的骨性标志，位于肩关节的上方。沿肩峰向后内可摸到肩胛冈，向前内可触及锁骨全长。喙突位于锁骨中、外1/3交界处的锁骨下窝内，向后外按压可触及。肱骨大结节向肩峰之下外突出。腋前、后襞为腋窝的前、后界。腋前襞由胸大肌下缘构成，腋后襞由大圆肌和背阔肌下缘构成。三角肌胸肌间沟位于三角肌、胸大肌的锁骨起端之间（图8-4），有头静脉穿过。

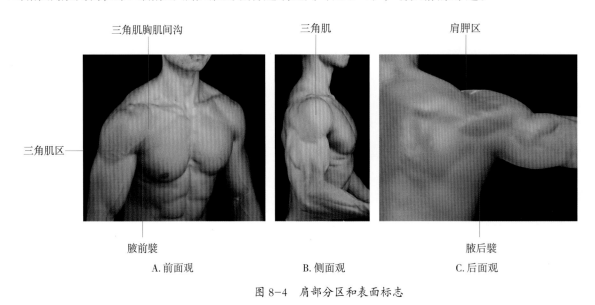

图 8-4　肩部分区和表面标志

上肢带骨

肩胛骨可分两面、三缘和三个角。前面与胸廓相对；后面有肩胛冈，冈上、下方的浅窝分别称冈上窝和冈下窝。肩胛冈向外侧延伸为肩峰。上缘外侧份有肩胛切迹，更外侧有喙突。内侧缘又称脊柱缘。外侧缘又称腋缘。上角平对第2肋，下角平对第7肋或第7肋间隙，为计数肋的标志。外侧角肥厚，朝外侧方的梨形浅窝称关节盂（图8-5）。

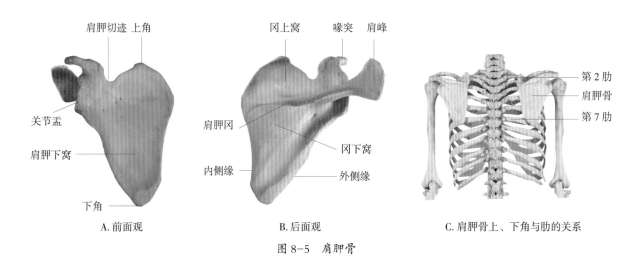

图 8-5　肩胛骨

　　锁骨呈"～"形，架于胸廓前上方。内端粗大，为胸骨端。外端扁平，为肩峰端。内侧 2/3 凸向前，外侧 1/3 凸向后，呈扁平形（图 8-6）。全长可在体表扪及。锁骨将肩胛骨支撑于胸廓之外，以保证上肢的灵活运动。

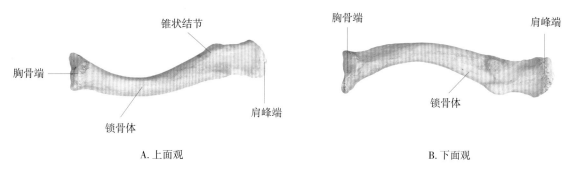

A. 上面观　　　　　　　　　　　　　　　B. 下面观

图 8-6　锁骨

上肢带肌

　　上肢带肌分布于肩关节周围（图 8-7），均起自上肢带骨，止于肱骨。

　　三角肌形成肩部的膨隆外形。起自锁骨外侧 1/3 的前缘、肩峰外侧缘、肩胛冈下唇，肌纤维向外下方集中，止于三角肌粗隆。冈上肌起自冈上窝，止于肱骨大结节。冈下肌起自冈下窝，止于肱骨大结节。小圆肌起自肩胛骨外侧缘的上 2/3 的背面，肌束向外止于肱骨大结节。大圆肌起自肩胛骨外侧缘下部和下角的背面，止于肱骨小结节嵴。肩胛下肌起自肩胛骨的前面，肌纤维斜向外上方，止于肱骨小结节及小结节嵴的上部。

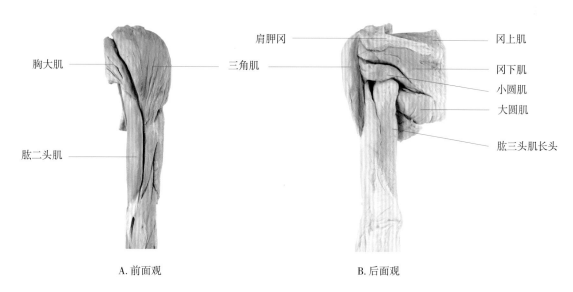

A. 前面观　　　　　　　　　　　　　　　B. 后面观

图 8-7　上肢带肌

臂部

表面标志

臂部前区可见肱二头肌形成的纵行隆起，两侧为肱二头肌内、外侧沟。三角肌粗隆位于臂中部的外侧（图 8-8）。

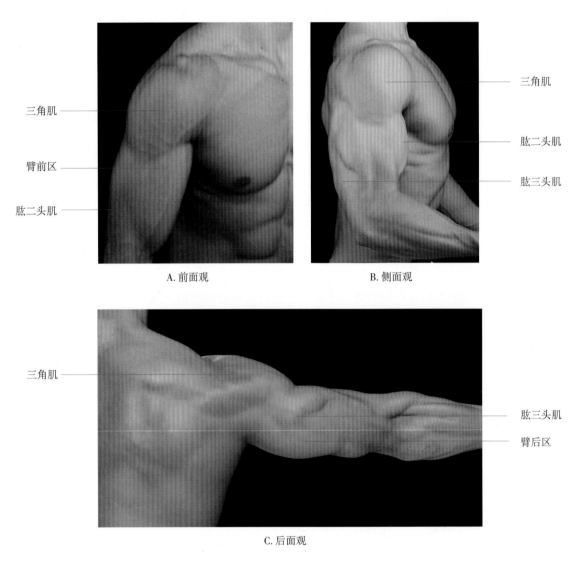

A. 前面观　　　　　　　　　　　　　B. 侧面观

C. 后面观

图 8-8　臂部表面标志

肱骨

肱骨分为上端、肱骨体和下端（图 8-9）。上端由肱骨头，解剖颈，外科颈和大、小结节等组成。肱骨头周缘有解剖颈。大、小结节向下方分别移行为大、小结节嵴。大、小结节下方较细部为外科颈。肱骨体前面中部显著粗糙，称三角肌粗隆；后面中部有一条自后上方斜向外下方的浅沟，称桡神经沟。下端由肱骨小头、肱骨滑车、内上髁及外上髁组成。滑车上方前后面各有一窝，分别称为冠突窝和鹰嘴窝。内上髁位于下端的内侧，其后面有一纵行的浅沟，称为尺神经沟。

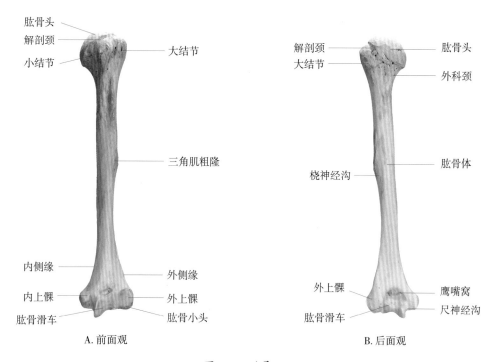

A. 前面观　　　　　　　　　B. 后面观

图 8-9　肱骨

臂肌

臂肌以内、外侧肌间隔分隔成前、后群（图 8-10）。

前群　包括肱二头肌、肱肌和喙肱肌。

肱二头肌有长、短头。长头以长腱起始于肩胛骨的盂上粗隆，穿过肩关节囊经肱骨结节间沟下降；短头与喙肱肌共同起自肩胛骨喙突。长、短头于肱骨中部会合，向下移行为肌腱和腱膜。肌腱止于桡骨粗隆；腱膜横架于肘窝上，移行于前臂深筋膜。喙肱肌起自喙突，肌束斜向外下方，附着于肱骨中部的内侧。肱肌起自肱骨下 1/2 段的前面以及内、外侧肌间隔，向下附着于尺骨粗隆。

后群　为肱三头肌，有长头、外侧头和内侧头。长头起自肩胛骨的盂下粗隆，外侧头起自桡神经沟以上的区域和外侧肌间隔的上部，内侧头起自桡神经沟以下的区域及内、外侧肌间隔。三个头向下移行为扁腱，止于尺骨鹰嘴。此肌伸肘关节，长头可同时使肩关节后伸及内收。

肘肌起自肱骨外上髁和桡侧副韧带，止于尺骨上端的背面和肘关节囊，有伸肘作用。

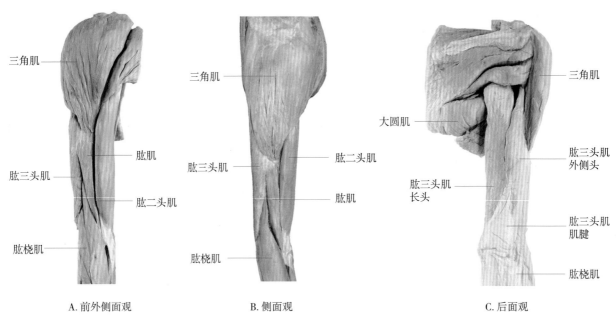

三角肌

肱肌

肱三头肌

肱二头肌

肱桡肌

A. 前外侧面观

三角肌

肱三头肌

肱二头肌

肱肌

肱桡肌

B. 侧面观

三角肌

大圆肌

肱三头肌
长头

肱三头肌
外侧头

肱三头肌
肌腱

肱桡肌

C. 后面观

图 8-10 臂肌

肘部

表面标志

肱骨内、外上髁是肘部两侧最突出的骨点。外上髁的下方有桡骨头。后区最显著的隆起为尺骨鹰嘴（图 8-11）。屈肘时，前区可触及紧张的肱二头肌肌腱。肘窝位于肘关节前面，为三角形凹窝，外侧界为肱桡肌，内侧界为旋前圆肌，上界为肱骨内、外上髁之间的连线。窝内主要结构自外向内主要有肱二头肌肌腱、肱动脉和正中神经。

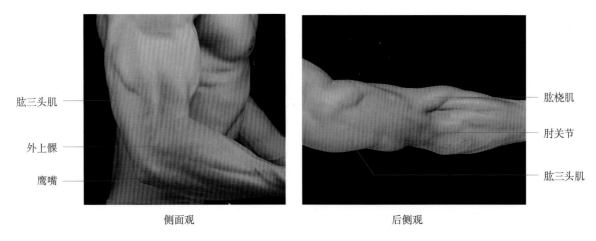

肱三头肌

外上髁

鹰嘴

侧面观

肱桡肌

肘关节

肱三头肌

后侧观

图 8-11 肘部表面标志

肘关节

肘关节是由肱骨下端与尺、桡骨上端构成的复关节，包括肱尺关节、肱桡关节和桡尺近侧关节（图8-12A）。上述3个关节包在一个关节囊内。肘关节囊两侧壁厚而紧张。肘关节桡侧有桡侧副韧带，尺侧有尺侧副韧带。桡骨环状韧带位于桡骨环状关节面的周围。囊前、后壁薄而松弛，其中后壁最为薄弱，故常见桡、尺两骨向后脱位（图8-12B）。

［解剖学要点］幼儿4岁以前，桡骨头尚在发育之中，环状韧带松弛，在肘关节伸直位猛力牵拉前臂时，桡骨头易被环状韧带卡住，或环状韧带部分夹在肱桡骨之间，从而发生桡骨小头半脱位（图8-12C）。

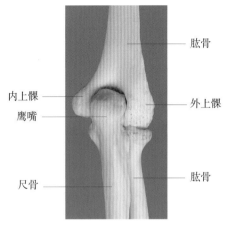

内上髁
鹰嘴
尺骨

肱骨
外上髁
肱骨

A. 后侧观

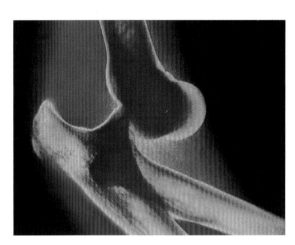

B. 桡、尺骨后脱位

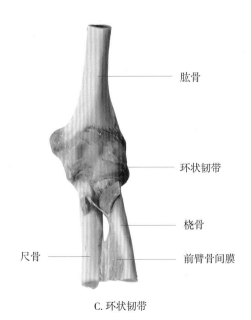

肱骨
环状韧带
桡骨
前臂骨间膜
尺骨

C. 环状韧带

图8-12 肘关节

前臂

表面标志

前臂位于肘部与腕部之间。前臂可分为前臂前区和前臂后区。当腕部强力屈、伸时可见隆起的肌腹和肌腱（图 8-13）。

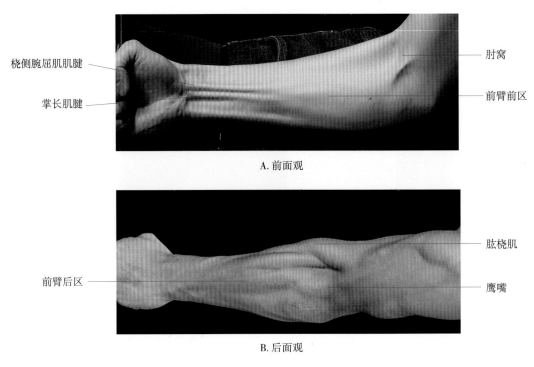

桡侧腕屈肌肌腱

掌长肌腱

肘窝

前臂前区

A. 前面观

前臂后区

肱桡肌

鹰嘴

B. 后面观

图 8-13　前臂表面标志

桡骨和尺骨

桡骨位于前臂的外侧，分为一体两端。上端包括桡骨头、桡骨颈及桡骨粗隆。桡骨体呈三棱柱形。下端宽阔，外侧面有向下方突出的茎突，后面凸隆（图 8-14）。

尺骨位于前臂的内侧，分为一体两端。上端粗大，包括鹰嘴、冠突、半月切迹及尺骨粗隆。尺骨体上部呈三棱柱形，下部呈圆柱形。下端有尺骨头及尺骨茎突（图 8-14）。

[解剖学要点] 前臂骨间膜是连结尺骨和桡骨的骨间缘之间的坚韧纤维膜。纤维方向是从桡骨斜向下内达尺骨。当前臂处于旋前或旋后位时，骨间膜松弛。前臂处于半旋前位时，骨间膜最紧张，这也是骨间膜的最大宽度。因此，处理前臂骨折时，应将前臂固定于半旋前位，以防骨间膜挛缩，影响前臂愈后的旋转功能。

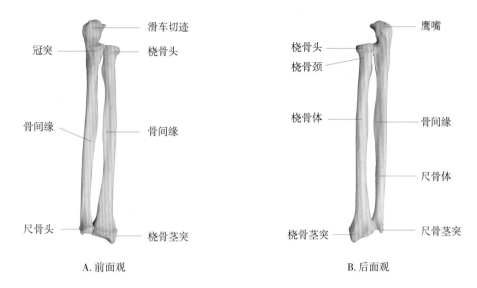

滑车切迹
冠突
桡骨头
骨间缘
骨间缘
尺骨头
桡骨茎突

A. 前面观

鹰嘴
桡骨头
桡骨颈
桡骨体
骨间缘
尺骨体
桡骨茎突
尺骨茎突

B. 后面观

图 8-14　桡骨和尺骨

前臂肌

前臂肌位于尺、桡骨的周围，分为前（屈肌）、后（伸肌）群。除了屈、伸肌外，还分布有回旋肌，这对于手的灵活运动有重要意义。前臂肌大多数是长肌，肌腹位于近侧，细长的肌腱位于远侧，所以前臂的上半部膨隆，下半部逐渐变细。

前群有 9 块肌，分 4 层排列（图 8-15）。第一层自桡侧向尺侧依次为肱桡肌、旋前圆肌、桡侧腕屈肌、掌长肌和尺侧腕屈肌；第二层只有指浅屈肌；第三层有拇长屈肌和指深屈肌；第四层为旋前方肌。

后群有 10 块肌，分浅、深层排列（图 8-16），浅层从桡侧向尺侧依次为桡侧腕长伸肌、桡侧腕短伸肌、指伸肌、小指伸肌、尺侧腕伸肌。深层从上外向下内依次为旋后肌、拇长展肌、拇短伸肌、拇长伸肌和示指伸肌。

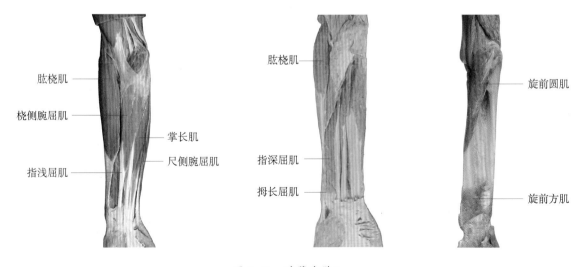

肱桡肌
桡侧腕屈肌
指浅屈肌
掌长肌
尺侧腕屈肌

肱桡肌
指深屈肌
拇长屈肌

旋前圆肌
旋前方肌

图 8-15　前臂前群肌

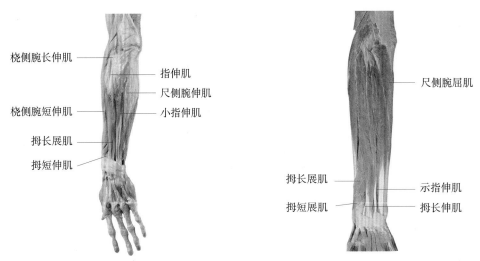

桡侧腕长伸肌

指伸肌

尺侧腕伸肌

桡侧腕短伸肌

小指伸肌

拇长展肌

拇短伸肌

尺侧腕屈肌

拇长展肌

示指伸肌

拇短展肌

拇长伸肌

图 8-16 前臂后群肌

腕部和手部

表面标志

骨性标志：桡、尺骨茎突为位于腕桡、尺侧的突起。腕背中点外侧可触及桡骨背侧结节，又称 Lister 结节。

腕横纹：在腕掌面有近侧横纹、中间横纹和远侧横纹。

腱隆起：握拳屈腕时，腕前区可见掌长肌腱、桡侧腕屈肌腱和尺侧腕屈肌腱。

手掌：手掌掌面皮肤有掌近侧横纹、掌中间横纹和掌远侧横纹（图 8-17）。

解剖学鼻烟窝：手背外侧部有解剖学鼻烟窝，在拇指充分外展和后伸时明显（图 8-17）。

指横纹：手指的掌面有近侧横纹、中间横纹和远侧横纹。

指蹼：指蹼是手掌远侧缘相邻指根部之间掌、背侧皮肤相互移行所形成的皮肤皱襞，指蹼的边缘与手掌侧皮肤在同一平面上，而与背侧皮肤则形成一斜面。

虎口：拇指与示指之间的指蹼较大，称为虎口。

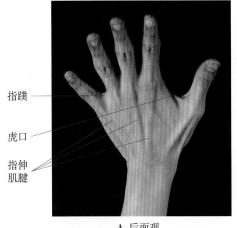

指蹼

虎口

指伸肌腱

A. 后面观

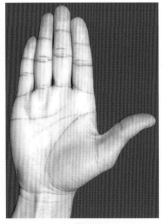

B. 前面观

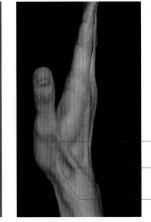

拇长伸肌

鼻烟窝

拇长展肌、拇短伸肌

C. 桡侧面观

图 8-17 手腕部表面标志

手骨

　　手骨包括腕骨、掌骨和指骨（图8-18）。腕骨8块，排成近、远两列。近侧列腕骨自外向内为手舟骨、月骨、三角骨和豌豆骨。远侧列自外向内为大多角骨、小多角骨、头状骨和钩骨。掌骨有5块，由外向内分别为第1~5掌骨。掌骨可分为掌骨头、掌骨体和掌骨底。指骨有14节，其中拇指为2节，分为近节指骨、远节指骨；其他各指均为3节，由近及远分别为近节指骨、中节指骨和远节指骨。每个指骨可分为指骨底、指骨体和指骨滑车。

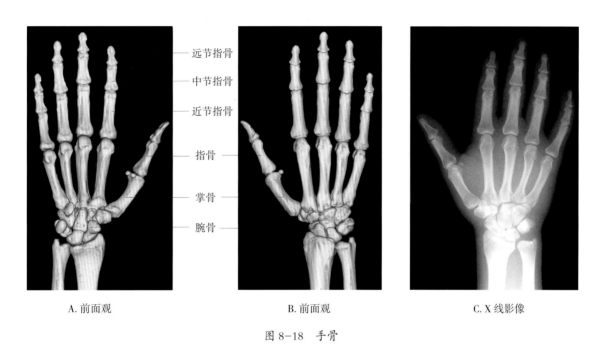

远节指骨　中节指骨　近节指骨　指骨　掌骨　腕骨

A.前面观　　　　　　　　B.前面观　　　　　　　　C.X线影像

图8-18　手骨

手肌

　　手肌分为外侧群、中间群和内侧群（图8-19）。外侧群形成一隆起称鱼际，包括拇短展肌、拇短屈肌、拇对掌肌和拇收肌。中间群包括蚓状肌和骨间肌。内侧群在手掌小指侧形成一隆起称小鱼际，包括小指展肌、小指短屈肌和小指对掌肌。

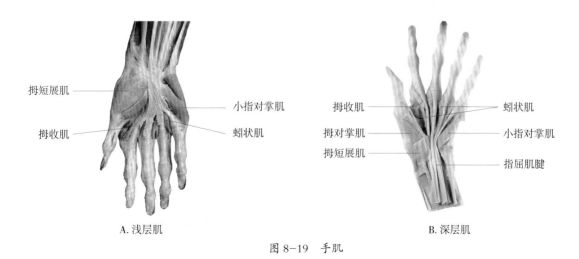

拇短展肌　　小指对掌肌　蚓状肌　拇收肌　　拇收肌　蚓状肌　拇对掌肌　小指对掌肌　拇短展肌　指屈肌腱

A.浅层肌　　　　　　　　　　　　　B.深层肌

图8-19　手肌

[解剖学要点] 腱结合为指伸肌腱之间的连接结构，由结缔组织带组成，位于第 2～4 掌间隙内（图 8-20）。第 2、3 掌间隙内的腱结合起自中指伸肌腱的桡侧，近似水平方向止于示指伸肌腱的尺侧；第 3、4 掌间隙内腱结合分别起自环指的指伸肌腱，由近侧向远侧斜行止于中指和小指的伸肌腱，第 3、4 掌间隙的腱结合恒定存在。

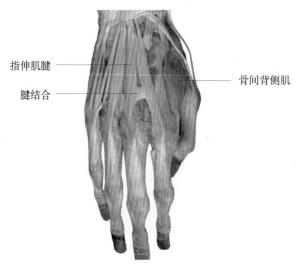

指伸肌腱

腱结合

骨间背侧肌

图 8-20　腱结合

上肢各部的触诊技巧

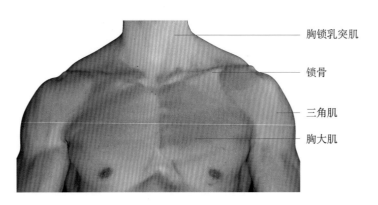

胸锁乳突肌

锁骨

三角肌

胸大肌

图 8-21　锁骨

锁骨位置表浅，跌倒时肩部着地或肩关节外展着地，力量沿着锁骨传导到其骨质最薄弱的中、外 1/3 连接部，引起骨折。骨折后受上肢重量的牵引和肩关节强大的内收肌尤其是胸大肌的作用，外骨折断端向内向前移位，内骨折断端由于胸锁乳突肌的牵拉斜向后上，可能会压迫臂丛和锁骨下静脉。

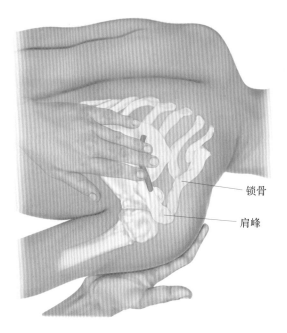

肩胛骨背面的肩胛冈是一标志性结构，以其为标志可定位其他结构。肩胛冈从内下向外上走行，外上端的扁平突起称肩峰。肩胛冈是三角肌后部肌束和斜方肌下部肌束的附着点。

锁骨

肩峰

图 8-22　肩胛冈触诊

触诊要点 将指腹放在肩胛冈中部，上下滑动，感触它的宽度；滑向内端至内缘，再从内端滑向外上方，直至肩峰，探查全长。然后触摸肩胛冈上、下方的冈上窝和冈下窝内的软组织。

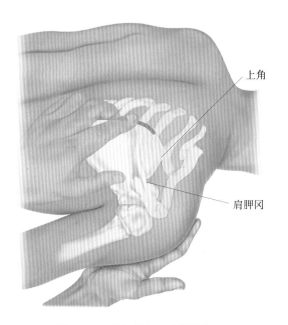

上角

肩胛冈

图 8-23　肩胛骨上、下角触诊

触诊要点 肩胛骨有内侧缘、外侧缘和上缘。上缘位置较深，不易触及。内侧缘与脊柱平行，光滑，略呈弧形凸向内，位于斜方肌的深面，为菱形肌和前锯肌的附着点。

触诊要点 当你触及下角后，向外上方转折，朝腋窝方向延伸，触及的就是外侧缘。因受背阔肌影响，又是大、小圆肌的附着点，边缘不是太清晰。外侧缘较厚，又不负重，是自体骨移植的理想供区。在外缘最上端可触及一小突起，为盂下结节，为肱三头肌长头附着点。

触诊要点 将患者手放在腰间，以使肩胛骨内侧缘抬离肋骨。从肩胛冈内端向上滑动至上角，向下滑至下角，向上滑动的距离约是向下的1/4。

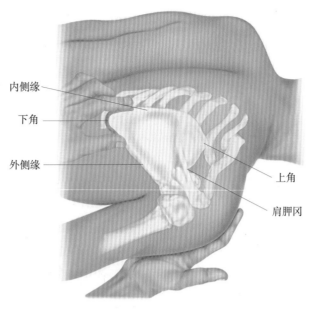

图 8-24 肩胛骨下角触诊

你的指腹沿内侧缘向下滑动到最下端即为下角，滑动到最上端即为上角（图 8-24）。上角被斜方肌覆盖，没有下角那样易于分辨，它是肩胛提肌的附着点。外侧角被肩关节的关节盂占据，不能触及。

触诊要点 当上肢自然下垂时，上角平对第 2 肋骨，下角平对第 7 肋骨或第 7 肋间隙，是从背部计数肋骨的最佳骨性标志。同时与对侧上、下角比较，是否基本在一条水平线上。

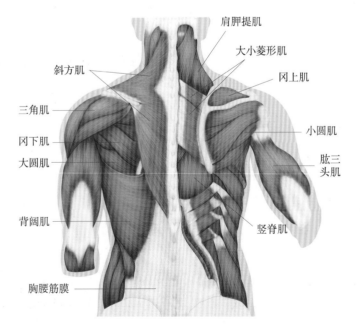

图 8-25 肩胛骨周围肌
（左侧为浅层，右侧为深层）

触诊要点 将你的拇指指腹在肩胛冈中份向上滑动即进入冈上窝。冈上窝较深，冈上肌附于其底部，浅面被斜方肌覆盖，故难以清晰触及。嘱患者外展肩关节，按压肌的质地，可感受到收缩的冈上肌。

冈下窝呈三角形，容纳冈下肌。指腹首先触及肩胛冈，然后用示指和拇指放在内侧缘和外侧缘，以确定冈下窝的范围。将拇指指腹从肩胛冈中份向下滑动，即进入冈下窝，按压肌的质地，体会由内下向外上走行的肌纤维。嘱患者内收肩关节，感受收缩的冈下肌。

肩袖肌包括冈上、下肌，小圆肌和肩胛下肌。前三者附于大结节，后者附于小结节（图 8-25）。对肩关节作用：冈上肌—外展；冈下肌和小圆肌—外旋和内收；肩胛下肌—内旋。

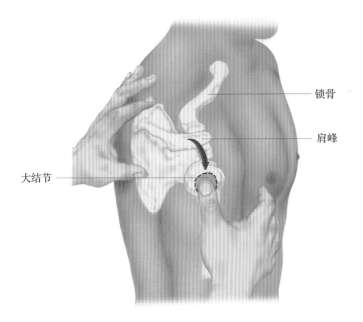

锁骨

肩峰

大结节

图 8-26　大、小结节

在肱骨近端，三角肌的深面有大、小结节和结节间沟。大结节位于肩峰的外下方，有冈上、下肌和小圆肌附着，小结节有肩胛下肌附着。二者之间为宽 4 mm 的结节间沟，肱二头肌长头肌腱位于其内。

触诊要点　将你的拇指指腹从肩峰向外下滑动约 3 cm，在三角肌深面触到的骨性隆起即大结节。嘱患者臂部稍外旋，指腹滑进一凹陷，即为结节间沟。臂部继续外旋，即触及小结节。在此水平，臂部反复外旋、内旋，指腹在骨面上会有"高、低、高"的感觉（图 8-26）。

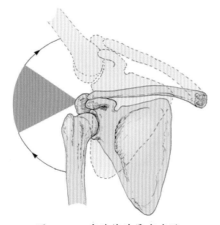

图 8-27　肩关节外展疼痛弧

肩关节外展疼痛弧

肩袖与肩关节囊融合在一起，对肩关节的稳定有重要作用。正常情况下当肩关节外展时，冈上肌与肩峰接触，肩峰下滑囊能使摩擦减少到最小。当滑囊炎或肩周炎时，其下的冈上肌腱和相邻的其他肌腱也受累。典型特征是当肩关节外展到一定程度时出现痉挛性疼痛弧（图 8-27）。

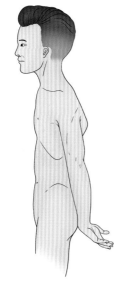

图 8-28　欧—杜麻痹

由于同侧肩部受到过度向下挤压和头部向对侧过度移位，导致臂丛 C5、C6 神经受到过度牵拉，甚至撕脱而出现的症状称欧—杜麻痹，即上臂丛损伤（图 8-28）。可发生在难产婴儿或肩部先着地的坠伤。肩胛上神经、肌皮神经和腋神经来自 C5、C6 神经，导致所支配的冈上肌、冈下肌、肱二头肌、肱肌、喙肱肌、三角肌和小圆肌瘫痪。因胸大肌的拮抗作用而臂部内旋；因肱二头肌瘫痪而前臂旋前。

三角肌覆盖肩关节，是肩关节外展的关键肌。三角肌从后向前起于肩胛冈和锁骨，肌纤维向下会聚附于三角肌粗隆。三角肌肌束分前、中、后部，3部均参与肩关节外展，但前、后部在屈和伸、旋内和旋外时又互为拮抗肌。

触诊要点 定位肩胛冈、肩峰和锁骨外侧段，从三角肌起点向下，触摸肌腹和前后缘，直至附于三角肌粗隆处（图8-29）。在锁骨干下方，三角肌胸肌间沟内可触及一突起，即为喙突。

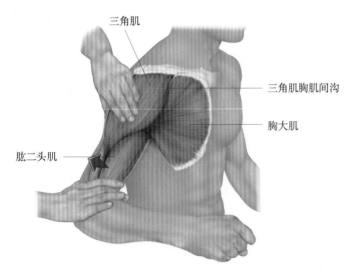

图8-29 三角肌和肱二头肌触诊技巧

三角肌
三角肌胸肌间沟
胸大肌
肱二头肌

肩关节运动

外展：三角肌，冈上肌；内收：三角肌前部肌束，背阔肌，大、小圆肌，冈下肌，胸大肌，肱三头肌长头，喙肱肌；前屈：三角肌前部肌束，胸大肌，肱二头肌，喙肱肌；后伸：三角肌后部肌束，背阔肌，大圆肌，胸大肌，肱三头肌长头；内旋：三角肌前部肌束，背阔肌，大圆肌，肩胛下肌，胸大肌；外旋：三角肌后部肌束，冈下肌，小圆肌。

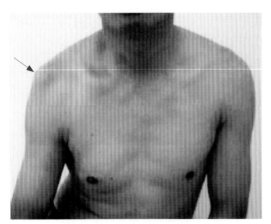

图8-30 方肩畸形（箭头示）

正常肱骨上端因三角肌覆盖而呈圆隆形。如腋神经损伤致三角肌瘫痪萎缩，使肩部失去正常的圆隆外形，呈现方肩畸形（图8-30）。肩关节前下脱位后，肩关节盂处空虚，三角肌塌陷，肩峰相对突出，也可出现方肩畸形。应仔细观察外形，再通过触诊判断是否有腋神经损伤或肩关节脱位。

斜方肌

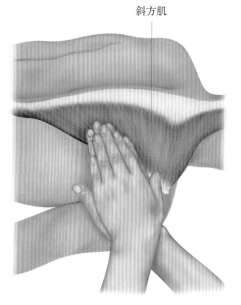

图 8-31　斜方肌触诊技巧

斜方肌位于背上部和项部，位置表浅，起于枕骨上项线和枕外隆凸、项韧带和第 7 颈椎棘突、全部胸椎棘突，上部肌束向外下，中部肌束向外，下部肌束向外上汇集，附于锁骨外侧半和肩胛冈。双侧斜方肌上部肌束收缩使头颈后伸，单侧收缩头颈向同侧屈曲。中部肌束收缩内收肩胛骨。下部肌束收缩下降、上旋肩胛骨。

触诊要点　嘱患者直立位，头后仰，可触及上部肌束的两条纵行隆起，向下外逐渐增厚，延伸至锁骨（图 8-31）。做扩胸动作，可触及中部肌束收缩。下降、上旋肩胛骨，感受下部肌束收缩。注意左右各部肌束肌力是否对称，双肩是否平行。

背阔肌

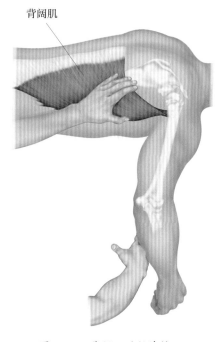

图 8-32　背阔肌的触诊技巧

背阔肌是背部最宽大的扁肌，以腱膜起于下 6 个胸椎棘突、胸腰筋膜及髂嵴后部。肌束向外上方集中，以扁腱止于肱骨结节间沟。作用是使肱骨内收、旋内和后伸。当上肢固定时与胸大肌合作可完成引体向上。

触诊要点　嘱患者站立，做臂部内收、旋内和后伸动作（背手），你在肩胛骨下角下方可触及收缩的背阔肌（图 8-32）。仔细比较两侧肌力是否不同。

肩胛提肌位于斜方肌的深面，起于第1~4颈椎横突，止于肩胛骨上角和内侧缘上部（图8-33）。单侧收缩可上提、外旋肩胛骨，头颈侧屈；双侧收缩可使头颈后仰。

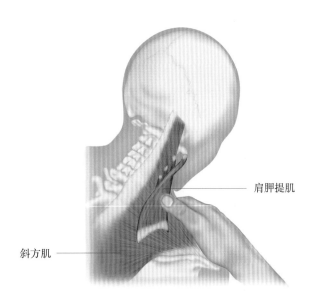

图 8-33　肩胛提肌和斜方肌触诊技巧

肩胛提肌 ←

← 斜方肌

肩胛骨运动

肩胛骨与胸廓间没有关节结构，但运动灵活。上提：斜方肌上部肌束，大、小菱形肌和肩胛提肌；下降：斜方肌下部肌束，前锯肌和胸小肌；内收：斜方肌中部肌束，大、小菱形肌；外展：前锯肌和胸小肌；上旋：斜方肌上部肌束、前锯肌；下旋：大、小菱形肌，肩胛提肌和胸小肌。

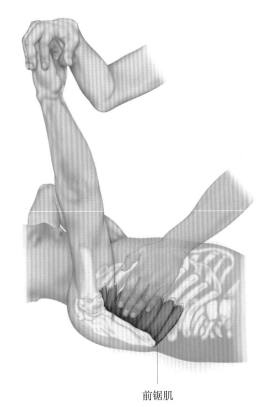

前锯肌

图 8-34　前锯肌触诊技巧

前锯肌起于上8个肋骨，沿着胸壁向外上走行，止于肩胛骨内侧缘前面。位置较深，仅腋窝前下方部分能触及。

触诊要点 仰卧位，外展上肢，定位胸大肌下缘和背阔肌前缘，将手指放在其间。嘱患者反复外展上肢，感受收缩的前锯肌（图8-34）。

118

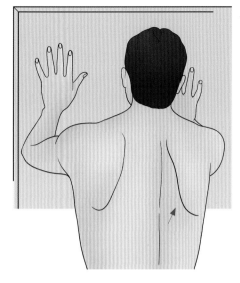

图 8-35　翼状肩（箭头示）

　　肩胛骨在胸壁后的位置由附着在其上各肌的肌张力来维持平衡，一旦其中的某块肌瘫痪，则平衡被打破。翼状肩是由于前锯肌麻痹，内侧缘脱离胸廓向后张开的一种姿势，也可能涉及牵拉肩带向前的胸大、小肌（图 8-35）。这些体征可通过仔细触诊和观察发现。

胸大肌缺如

胸大肌

三角肌

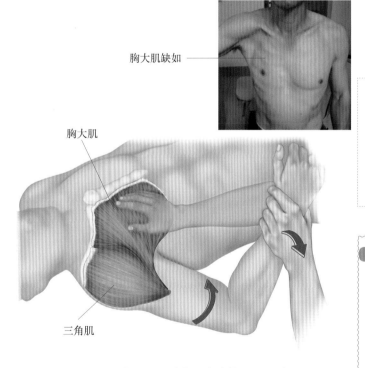

图 8-36　胸大肌角诊技巧

　　胸大肌位置表浅，起于锁骨内侧半、胸骨和第 1~6 肋软骨，止于肱骨大结节嵴。肌束可分为锁骨部、胸骨部和肋骨部。作用是内收内旋肩关节。当上肢固定时，与背阔肌合作可完成引体向上动作。

　　触诊要点　嘱患者肩关节稍微外展，从锁骨部开始触及，向内向下探查胸骨部和肋骨部（图 8-36）。沿肌束会聚方向直至肱骨大结节嵴。再嘱患者肩关节做内收内旋动作，感受胸大肌的收缩力度。也可尝试做引体向上动作，观察两侧肌力是否对称。

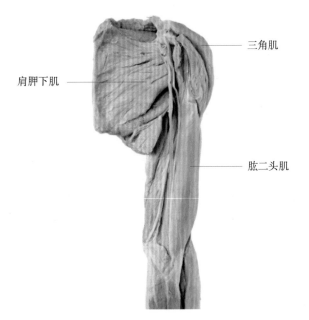

三角肌

肩胛下肌

肱二头肌

肱二头肌位于臂前部，长头起自盂上结节，经结节间沟下行与起于喙突的短头会合形成肌腹，止于桡骨粗隆和肱二头肌腱膜（图8-37）。作用是屈肘、前臂旋后并屈肩关节。

触诊要点 坐位，嘱患者屈肘并做旋前旋后动作，你在臂前部可触摸到隆起并上下移动的肱二头肌肌腹，向下感受肌腹肌腱移行处，直至进入肘窝。向上追踪长头至三角肌下缘处。仔细感受肌力并与对侧比较。

图 8-37　肱二头肌

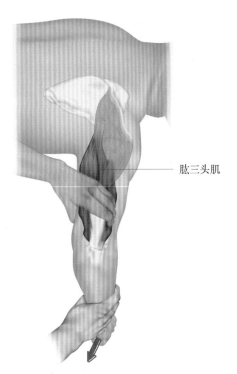

肱三头肌

肱三头肌位于臂后部，有内侧头、外侧头和长头，分别起于肱骨远段后面、近段后面和盂下结节，会合形成肌腹，止于尺骨鹰嘴。作用是伸肘，并后伸、内收肩关节。是俯卧撑的关键肌。

触诊要点 俯卧位，前臂置于检查床两侧。在臂后触摸肱三头肌的位置和轮廓，及附于鹰嘴的位置（图8-38）。嘱患者克服阻力用力伸肘，仔细感受肌力并与对侧比较。

图 8-38　肱三头肌的触诊技巧

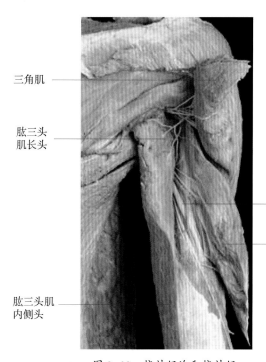

三角肌

肱三头肌长头

桡神经

肱三头肌外侧头

肱三头肌内侧头

图 8-39 桡神经沟和桡神经

桡神经在肱骨中段后面紧贴骨面由内上向外下走行，神经与骨面之间缺乏软组织的缓冲和保护（图 8-39）。当该段肱骨骨折、受到撞击或置于较硬的物体上（如手术台的边缘、床缘等），都可能造成桡神经损伤。

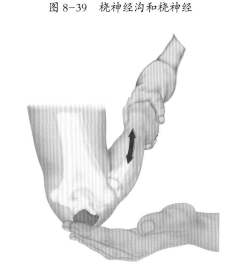

图 8-40 鹰嘴

鹰嘴为尺骨近端的重要骨性标志，其背面宽阔，为肱三头肌肌腱附着处。肱骨远端背侧面的凹陷称鹰嘴窝，伸肘时容纳鹰嘴（图 8-40）。

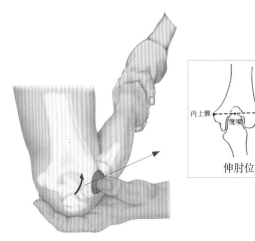

内上髁　外上髁

鹰嘴

鹰嘴

伸肘位　屈肘位

图 8-41 肘关节触诊要点

触诊要点 肘关节有像扳手样的鹰嘴关节面和肱骨滑车相连结，以及强有力的内、外侧韧带加强，所以较为稳定。触诊时示指放在鹰嘴上，中指和拇指放在外、内侧髁上，嘱患者屈、伸肘关节，感受鹰嘴与肱骨内、外上髁的位置关系。伸肘时肱骨内、外侧髁与尺骨鹰嘴在一条直线上，屈肘时三点成一等腰三角形（图 8-41）。肘关节脱位，肱骨内、外侧髁或鹰嘴骨折，三点的位置关系会发生改变。

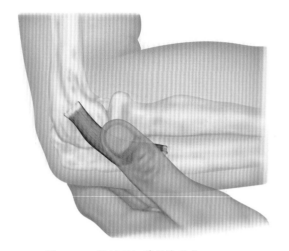

图 8-42　桡侧副韧带触诊要点

桡侧副韧带跨过肱骨外上髁与环状韧带和尺骨外侧面之间，当你的拇指指腹按压在桡骨头与肱骨外上髁之间的小间隙内，会感受到有一纵行条索状结构，即是桡侧副韧带（图 8-42）。

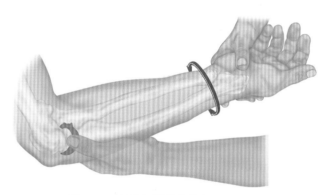

图 8-43　环状韧带触诊要点

桡骨头为桡骨上端的膨大部，位于肱骨外上髁的下方。桡骨颈和头有环状韧带固定在尺骨上，为前臂旋前、旋后的旋转点。

触诊要点　医者握着患者的手，左手找到肱骨外上髁，向下稍移动即为桡骨头前面，做旋前旋后动作，感受其形状（图 8-43）。儿童的桡骨头尚未发育完全，其直径与颈相似，故用力牵拉，可致桡骨头从环状韧带中脱出，即肘关节半脱位。

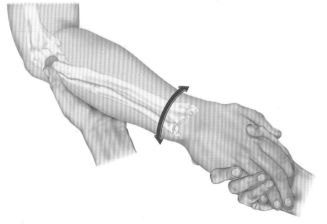

图 8-44　桡、尺骨茎突触诊要点

在桡、尺骨的远端各有一锐性突起，分别为桡、尺骨茎突。尺骨茎突长约 5 mm，像一尖牙垂直向下，位置表浅，当你被动内收腕关节时，用拇指指腹即可触及尺骨头后下方的茎突。桡骨茎突稍长。茎突与腕骨不同，缓慢屈伸腕时，位置不会改变，而腕骨的位置则会移动。旋前旋后动作，二者的相对位置不会改变（图 8-44）。

尺侧副韧带起自肱骨内上髁，止于尺骨冠突和鹰嘴，位于屈肌总腱的深面。尺神经从内上髁与鹰嘴之间穿过走向前臂。在这两个标志之间，容易触及尺神经。仔细感受尺神经与肱三头肌肌腱和屈肌总腱的位置关系。

触诊要点　将你的拇指在肱骨内侧髁与尺骨冠突和鹰嘴之间滑动，可感受到凌驾于它们之间的纤维束（图8-45）。

肘关节的运动
　　前屈：肱二头肌，肱肌，肱桡肌，桡、尺侧腕屈肌，掌长肌，旋前圆肌，桡侧腕长、短伸肌；后伸：肱三头肌、肘肌。旋后：肱二头肌、旋后肌、肱桡肌；旋前：旋前圆肌、旋前方肌。

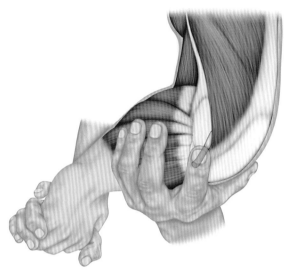

图8-45　尺侧副韧带和尺神经沟

桡骨远端背面的小突起称背侧结节，又称lister结节，位于桡骨茎突内侧2 cm。在桡骨远端微小或无移位骨折后，因拇长伸肌腱靠近骨折处，可能发生迟发性断裂。

触诊要点　将拇指定位在桡骨茎突根部，向内稍滑动2 cm即可触及背侧结节（图8-46）。

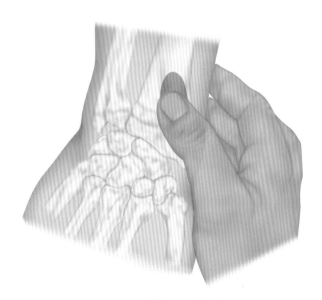

图8-46　桡骨背侧结节触诊

123

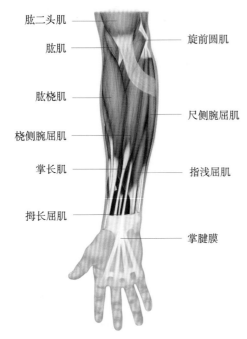

图 8-47　前臂屈肌的排列

前臂肌是腕、手运动的动力肌。肌腹多为梭形,远侧半为细长的肌腱,到达腕、掌或指端。从层次上可分为 4 层,从功能上可分为运动肘关节肌、运动腕和手指肌、运动桡尺骨肌和运动拇指肌(图 8-47)。

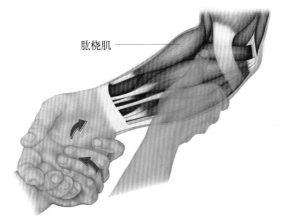

图 8-48　前臂屈肌群触诊要点

触诊要点　嘱患者做屈腕动作,从肱桡肌开始,向内感触浅层各屈肌肌腹的位置和收缩力度(图 8-48)。

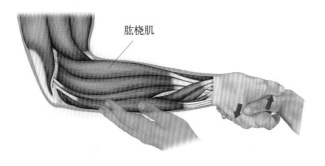

图 8-49　前臂伸肌群触诊要点

触诊要点　嘱患者做不同程度的伸腕动作,从肱桡肌内侧向内感触桡侧腕长、短伸肌,尺侧腕伸肌和指伸肌的肌腹的位置和收缩力度(图 8-49)。

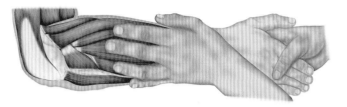

图 8-50 前臂伸肌群的体表定位

将你的左手放在患者右前臂背面，拇指置于桡侧缘，示、中、环指自然伸直，此时 3 个手指分别覆盖桡侧腕长、短伸肌，指伸肌和尺侧腕伸肌（图 8-50）。

旋前圆肌　掌长肌

肱桡肌　桡侧腕屈肌

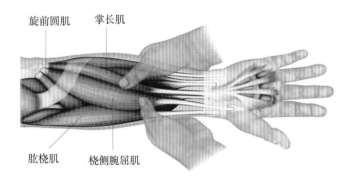

图 8-51 桡侧腕屈肌和掌长肌触诊

触诊要点 嘱患者屈肘 90°，用力屈腕时，腕关节正中间的肌腱为掌长肌肌腱，在其桡侧的为桡侧腕屈肌肌腱。约 10% 的人掌长肌缺如，在腕部屈侧触诊肌腱时应仔细辨别（图 8-51）。

肱桡肌

桡侧腕屈肌

掌长肌

尺侧腕屈肌

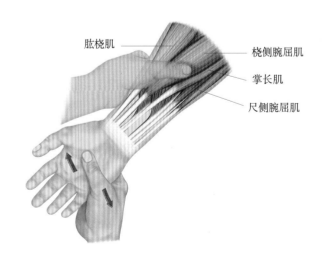

图 8-52 前臂桡侧肌触诊

触诊要点 用力屈腕关节，沿桡侧腕屈肌肌腱向近侧触摸隆起的肌腹。在肌腹近段的桡侧可触及旋前圆肌。在掌长肌肌腹近段的尺侧可触及尺侧腕屈肌（图 8-52）。

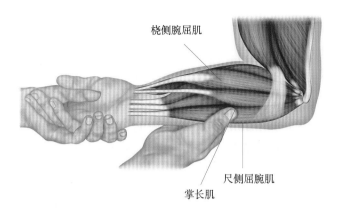

桡侧腕屈肌

尺侧屈腕肌

掌长肌

图 8-53　前臂尺侧肌触诊

在腕部尺侧摸到豌豆骨，在此向上触及尺侧屈腕肌直至在肱骨内侧髁的附着点。用力交替内收、外展腕关节，感受桡、尺侧腕屈肌肌腹的收缩和舒张（图 8-53）。

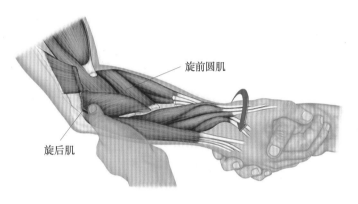

旋前圆肌

旋后肌

图 8-54　腕关节的旋前与旋后

旋前圆肌起于肱骨内上髁和尺骨冠突，止于桡骨中段外侧面，可使前臂旋前并屈肘，为肱二头肌和旋后肌的拮抗肌。旋后肌起于肱骨外上髁和尺骨旋后肌嵴，止于桡骨近段前外侧面，为旋前肌的拮抗肌（图 8-54）。你握着患者的右手，嘱患者用力做旋前旋后运动，感受旋前圆肌和旋后肌的收缩力度。

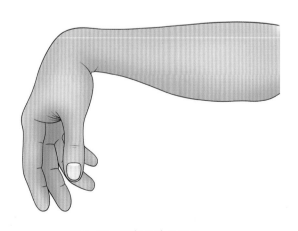

图 8-55　腋部桡神经损伤

腋部桡神经损伤可致肱三头肌、肘肌、腕长伸肌瘫痪，患者不能伸肘、伸腕和伸指而出现垂腕畸形（图 8-55）。垂腕相当于残疾，因为腕关节处于屈曲位，手指不能用力屈曲以牢固抓握物体。

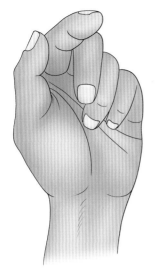

图 8-56 肘部正中神经损伤（早期）

肘部正中神经损伤后，前臂除尺侧腕屈肌和指深屈肌内侧半外，旋前肌、屈腕、屈指肌瘫痪，前臂处于旋后位。因桡侧腕屈肌瘫痪而尺侧腕屈肌、指深屈肌内侧半相对加强致腕关节屈力减弱，并伴有内收。示、中指指骨间关节不能屈曲，但在骨间肌作用下掌指关节可轻度屈曲（图 8-56）。当患者握拳时示指保持伸直，中指微伸，而环指和小指因指深屈肌作用而屈曲。久之，大鱼际会变平。

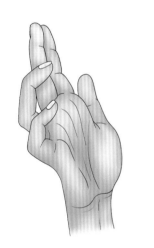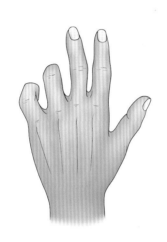

图 8-57 肘部尺神经损伤

肘部尺神经损伤后，尺侧腕屈肌和指深屈肌内侧半，除了大鱼际肌和第 1、2 蚓状肌外的所有手部肌都瘫痪，患者手指不能内收和外展，不能夹紧放在指间的纸。环、小指掌指关节过伸，手呈爪样畸形，小鱼际扁平，骨间肌萎缩，掌骨间隙变深（图 8-57）。

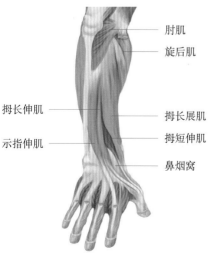

肘肌
旋后肌
拇长伸肌
示指伸肌
拇长展肌
拇短伸肌
鼻烟窝

图 8-58 鼻烟窝的构成

触诊要点 嘱患者拇指背伸和外展，在桡骨茎突的远端，可见拇长伸肌肌腱（内侧界）、拇短伸肌肌腱和拇长展肌肌腱（外侧界）构成的三角形陷窝，即鼻烟窝（图 8-58）。这些肌腱均从桡骨下端背面斜行过来。将拇指放在此处，嘱患者运动拇指，可感受到这些肌腱滑动。在鼻烟窝处按压可诊断手舟骨是否骨折。

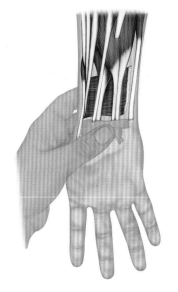

图 8-59　屈肌支持带触诊要点

在腕横纹处有一宽约 2 cm 的屈肌支持带，横跨在屈肌腱浅面。嘱患者交替屈伸腕关节，可感受到被屈肌腱拱起和放松的支持带，能清楚地显示出浅层的掌长肌腱和桡侧腕屈肌腱（图 8-59）。

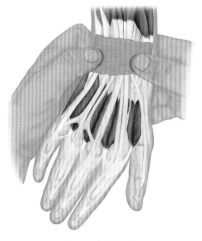

图 8-60　伸肌支持带触诊要点

在桡、尺骨茎突平面，有一宽度约 2 cm 的伸肌支持带约束伸肌腱。嘱患者用力伸腕时，凸起的肌腱将支持带拱起。当患者交替屈伸腕关节时，你会感受到肌腱在支持带下滑动（图 8-60）。

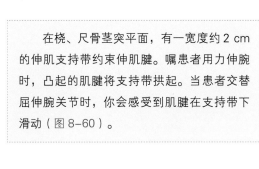

腕关节运动

前屈：桡、尺侧腕屈肌，掌长肌，指浅、指深屈肌，拇长屈肌；后伸：桡侧腕长、短伸肌，尺侧腕伸肌，指伸肌；外展：桡侧腕长、短伸肌，拇长、短伸肌，桡侧腕屈肌，拇长展肌；内收：尺侧腕伸、屈肌。

触诊要点　桡、尺骨茎突连线约是前臂与腕部分界线。嘱患者不断屈、伸腕关节，豌豆骨易于触及，从豌豆骨向桡侧触摸，仔细感受三角骨、月骨和手舟骨的位置，以及与腕关节关节面之间的滑动（图 8-61）。远侧排腕骨不易触及。

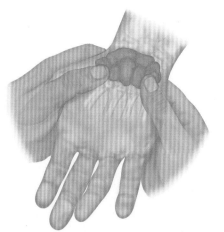

图 8-61　腕骨掌侧面观

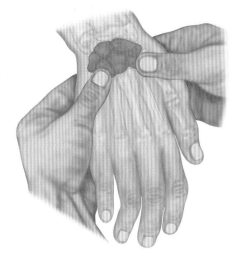

图 8-62　腕骨背侧面观

触诊要点　触摸到桡、尺骨茎突，嘱患者不断屈、伸腕关节，感受远侧排的手舟骨、月骨和三角骨的位置，远侧排腕骨不易触及。手舟骨骨折在鼻烟窝处有压痛（图 8-62）。

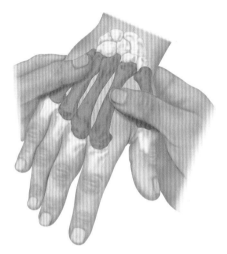

图 8-63　掌骨背面触诊要点

触诊要点　掌背侧软组织少，易触及掌骨全长。将拇指放在掌骨底，向远端触摸直至掌骨头。运动掌指关节，观察关节的组成（图 8-63）。触摸掌骨间的骨间肌是否饱满。嘱患者用力伸指并内收和外展，观察伸指肌腱向各指的走行。

触诊要点　用拇指和示指从近端向远端、从内侧和外侧触摸鱼际的范围和饱满度。嘱患者向不同方向运动拇指，感受各肌的作用（图 8-64）。

拇指的运动

前屈：拇长、短屈肌，拇收肌，骨间掌侧肌；后伸：拇长、短伸肌，拇长展肌，第 1 骨间掌侧肌；外展：拇长、短展肌；内收：拇收肌，第 1 骨间掌侧肌；对掌：拇对掌肌，拇短屈肌，拇短展肌。

示指～小指的运动

前屈：指浅、深屈肌，蚓状肌，骨间背侧肌（第 2~4 指），骨间掌侧肌（第 2，4，5 指）；后伸：指伸肌，蚓状肌，骨间背侧肌（第 2~4 指）、骨间掌侧肌（第 2，4，5 指）；外展：骨间背侧肌（第 2~4 指），小指展肌；内收：骨间掌侧肌（第 2，4，5 指）。

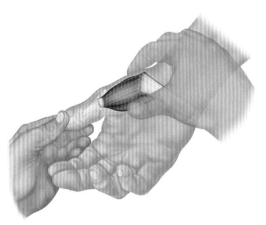

图 8-64　鱼际触诊要点

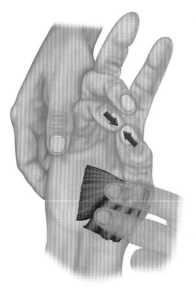

图 8-65　检查拇指对掌动作

拇指与其他各指指尖对指称对掌，可完成精细的动作。嘱患者做对掌动作，感受拇收肌的收缩力度（图 8-65）。

人类拇指的特点

人类拇指具有独有的功能：●人类的第 1 腕掌关节为鞍状关节，可让拇指与其他指对指；●拇长屈肌与指深屈肌是分开的，拇指可单独运动；●鱼际肌发达，可与其他指一起用力，准确有力地拧紧拧开瓶盖。

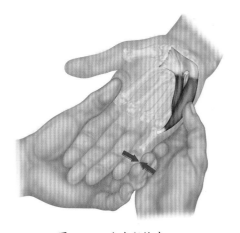

图 8-66　小鱼际检查

小鱼际由小指展肌、小指短屈肌和小指对掌肌组成。嘱患者小指做内收和外展动作，感受小鱼际肌的收缩与舒张（图 8-66）。

（刘　鹏　侯致典）

第九章　下肢

下肢分区和体表标志

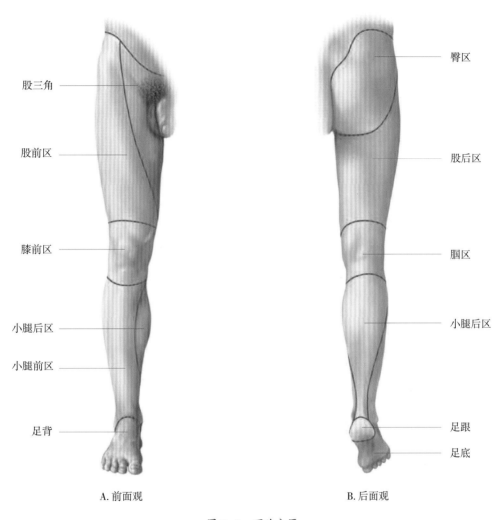

股三角	臀区
股前区	股后区
膝前区	腘区
小腿后区	小腿后区
小腿前区	
足背	足跟
	足底

A. 前面观　　　　　　　　　B. 后面观

图 9-1　下肢分区

　　下肢借肢带与躯干下部相连。其上界前方以腹股沟和髂嵴前份与腹部为界，外后方以髂嵴后份和髂后上棘至尾骨尖的连线，与脊柱区的腰、骶、尾部为界，内侧主要以腹股沟与会阴为界。

　　下肢可分为臀、股、膝、小腿、踝和足部，各部又可分为前后区、足部分为足背和足底（图 9-1）。

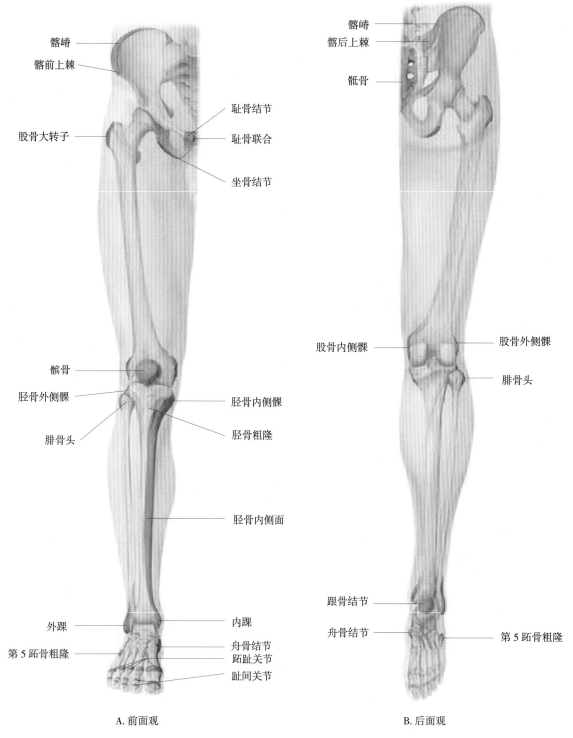

A. 前面观   B. 后面观

图 9-2 下肢可触及的骨性凸起

　　腹股沟韧带的外侧可摸到髂前上棘，内侧可摸到耻骨结节。从髂前上棘向后上可摸到髂嵴的全长，并在后方终止于髂后上棘。髂后上棘可在臀部上方的凹陷内摸到，该点平对第2骶椎、骶髂关节的中部和硬脊膜末端。在臀的下部可摸到坐骨结节。当伸髋关节时，坐骨结节被臀大肌覆盖。当坐位屈髋关节时，坐骨结节从臀大肌下缘显露到皮下，与皮肤之间只有一层脂肪垫和坐骨囊，较易摸到。在坐位时，人的重量依靠坐骨结节支撑。

下肢有多个可触及的骨性标志（图9-2）。股骨大转子是股骨近端唯一能摸到的骨性标志，在髂嵴中点下方一掌宽处。股骨下端位置较表浅，被动屈曲膝关节时，在两侧分别可摸到股骨内、外侧髁。当膝关节完全伸直时，在股骨下端可摸到凸起的髌骨，其下界在膝关节线上方1 cm处，伸膝关节时可用拇指与示指捏住髌骨左右移动。

胫骨髁是髌韧带两侧隆起的骨性标志，能看到也能摸到。从髌骨尖向下追踪髌韧带可摸到胫骨粗隆。小腿前内侧摸到的骨性平面是位于皮下的胫骨内侧面，此面向上与胫骨内侧髁相延续，向下与内踝相延续。腓骨的外踝在踝部外侧形成一个明显的突起。

跖骨体的背面虽有趾伸肌腱覆盖，但仍能摸到。在足外侧缘的中部，可看到也能摸到第5跖骨粗隆形成的凸起。舟骨结节是足内侧可看到的最明显骨性标志。跖趾关节位于趾蹼后方2.5 cm处。

与上肢相比，下肢肌肉更为发达，在体表可看到并触及多个肌隆起，可作为辨认深部结构的重要参考（图9-3~9-14）。

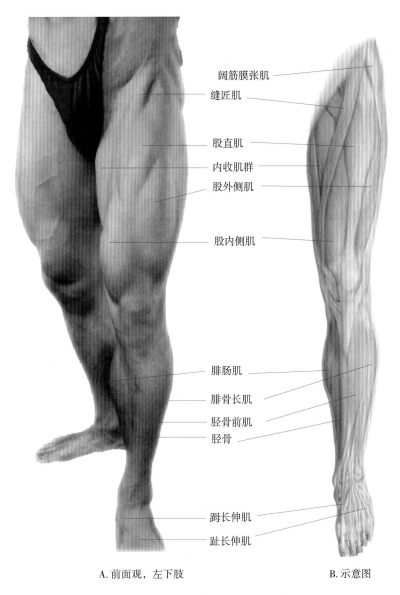

阔筋膜张肌
缝匠肌
股直肌
内收肌群
股外侧肌
股内侧肌
腓肠肌
腓骨长肌
胫骨前肌
胫骨
踇长伸肌
趾长伸肌

A. 前面观，左下肢　　　　　　B.示意图

图9-3 下肢前面可触及的肌肉

　　大腿前面的凸起是由股骨的弯曲和覆盖大腿前面的股四头肌构成的。体表可以辨认出股四头肌的三个头：坐位屈髋关节并伸膝关节时，股直肌在大腿前面形成向下方走行的狭长隆起；股内侧肌形成髌骨内侧上方的隆起；股外侧肌形成髌骨外侧上方的隆起，较股内侧肌位置稍向上，但不如股内侧肌明显。股四头肌的股中间肌位于其他3块肌肉的深面，在体表无法辨认。

　　缝匠肌形成股三角外侧界的斜行肌肉隆起，较瘦且肌肉发达的人，在坐位屈髋伸膝位时缝匠肌更加明显。

　　当膝关节主动对抗阻力屈曲时，在膝的后方能看到大而深的窝，即腘窝。腘窝的外侧界为股二头肌肌腱，易于触及，并可追踪该肌腱向下到腓骨头。在腘窝的内侧可摸到3个肌腱，半腱肌在最外后方，股薄肌位于最内前方。当膝关节对抗阻力屈曲并使下肢主动内收时，可看到该两肌腱明显凸起。第3条肌腱是半膜肌肌腱，位置较深，在前两条肌腱之间的间隙内可摸到。

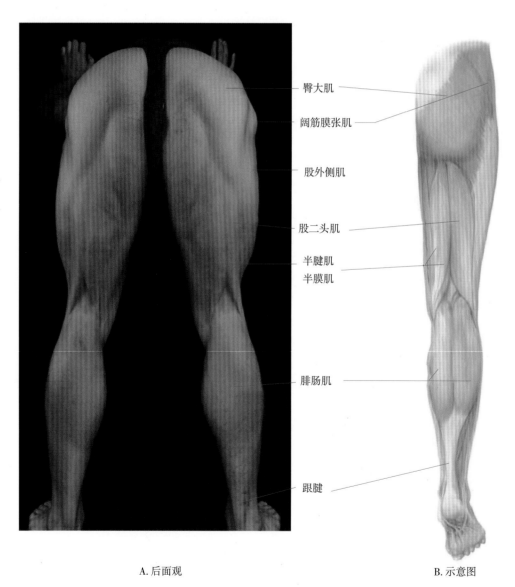

臀大肌
阔筋膜张肌
股外侧肌
股二头肌
半腱肌
半膜肌
腓肠肌
跟腱

A. 后面观　　　　　　　　　　　　B. 示意图

图 9-4　下肢后方可触摸到的肌肉

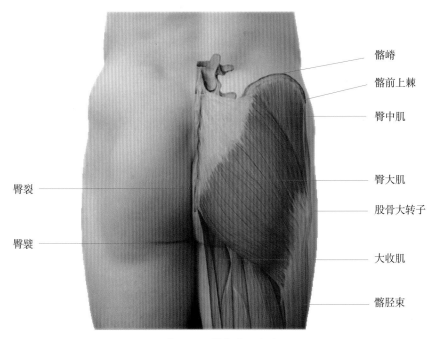

图 9-5　臀部表面标志

　　臀襞呈水平位，是大腿后面的上界，它由皮肤和深筋膜之间的纤维性结缔组织构成，注意臀襞不是臀大肌下缘的体表投影。臀大肌的上缘约在髂后上棘外侧，向下外到大转子尖。它的下缘与从坐骨结节经臀襞中点到大转子下方约 9 cm 处的连线相对应。站立位时臀大肌覆盖坐骨结节，坐位时该肌滑到坐骨结节的后上方，使坐骨结节便于承担重量。当对抗阻力伸髋关节时可以感觉该肌的收缩。

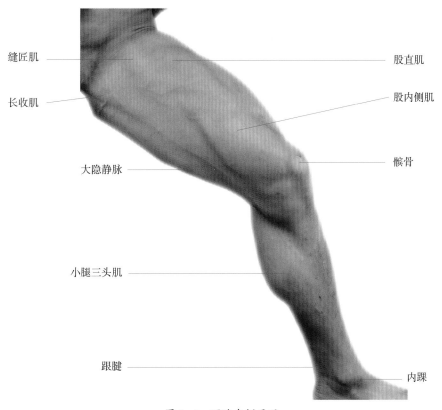

图 9-6　下肢内侧面观

135

　　大腿内侧上部的肌隆起由内收肌群形成，长收肌的内侧缘形成股三角的内侧界。当膝部对抗阻力内收时，可摸到该肌为一块狭长而明显的肌肉隆起。大腿上端，在耻骨的下方可用手指摸到长收肌的起始腱。

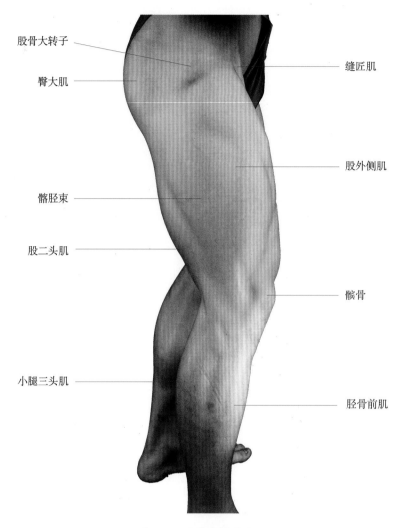

图 9-7　下肢外侧面观

　　大腿外侧面较平坦，由大腿深筋膜或阔筋膜增厚的髂胫束形成。髂胫束止于胫骨上端，当小腿抵抗重力伸直时，在膝关节前外侧形成一个深而可见的沟。

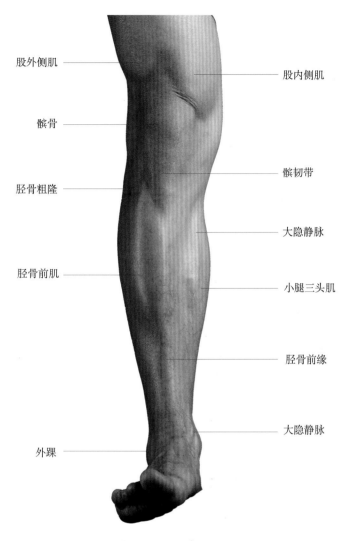

股外侧肌

髌骨

胫骨粗隆

胫骨前肌

外踝

股内侧肌

髌韧带

大隐静脉

小腿三头肌

胫骨前缘

大隐静脉

图 9-8　小腿前面观

　　小腿前骨筋膜室内的肌形成前外面的隆起。胫骨前缘的外侧可看到胫骨前肌，在足内翻和背屈时隆起较明显，在踝关节前方可摸到该肌腱，在踝部上方不易与其他肌腱鉴别。

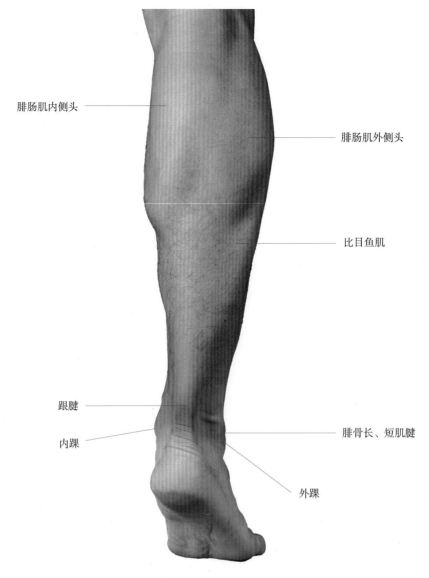

腓肠肌内侧头

腓肠肌外侧头

比目鱼肌

跟腱

内踝

腓骨长、短肌腱

外踝

图 9-9　小腿后面观

　　腘窝的下内界和下外界由腓肠肌两个头的上缘形成。腓肠肌和比目鱼肌形成小腿后方的肌隆起。当对抗阻力足跖屈或提足跟、以足尖着地站立时，可辨认出这两块肌肉。腓肠肌的两个头在上方联合形成腘窝下角。比目鱼肌位于腓肠肌的深面。当肌肉紧张时比目鱼肌的肌腹可从腓肠肌深面膨出，两块肌肉向下止于跟腱或称 Achilles 腱。可用拇指和示指捏起跟腱，并向下追踪到跟骨后面的止点。

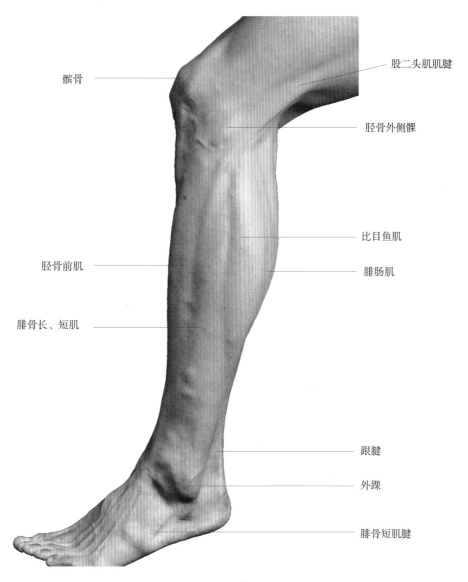

髌骨

股二头肌肌腱

胫骨外侧髁

比目鱼肌

胫骨前肌

腓肠肌

腓骨长、短肌

跟腱

外踝

腓骨短肌腱

图 9-10　小腿外侧面观

腓骨长肌覆盖在腓骨短肌浅面,该两肌形成腓骨外侧狭长的肌隆起,当足外翻和跖屈时最明显。

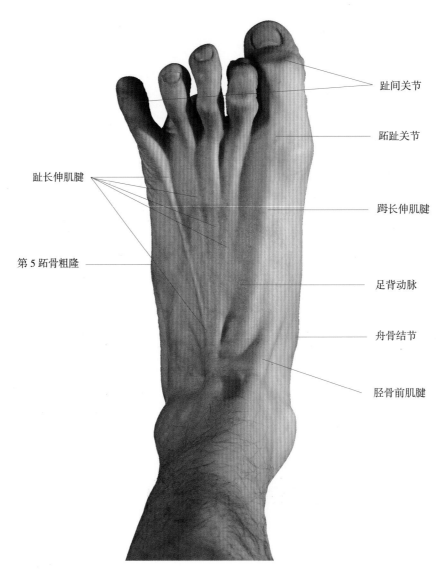

趾间关节

跖趾关节

蹬长伸肌腱

足背动脉

舟骨结节

胫骨前肌腱

趾长伸肌腱

第 5 跖骨粗隆

图 9-11 足背面观

　　当足趾背屈、伸趾时，在足背内侧、第 1 跖骨背侧可辨认出蹬长伸肌腱。向外，在第 2~5 跖骨背侧可辨认出趾长伸肌腱。

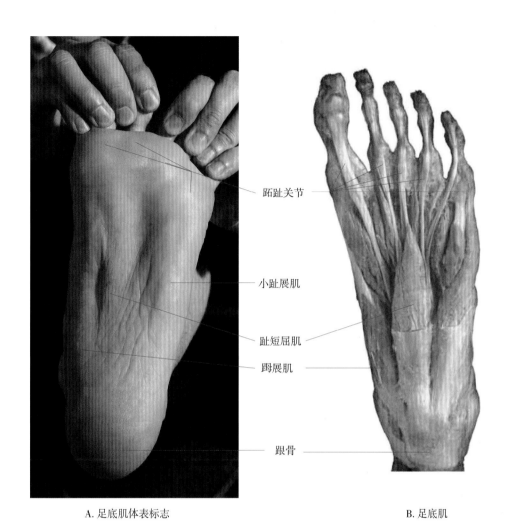

跖趾关节

小趾展肌

趾短屈肌

踇展肌

跟骨

A. 足底肌体表标志　　　　　　　　B. 足底肌

图 9-12　足底面观

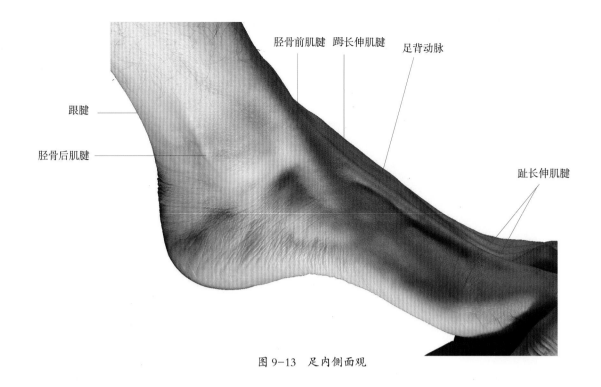

图 9-13　足内侧面观

当足主动内翻和跖屈时，在内踝的上方靠近胫骨的内侧缘处可摸到胫骨后肌腱和趾长屈肌腱，但不清楚。在踝关节前方的稍上方，可看到大隐静脉横过小腿内侧面向后上走行。

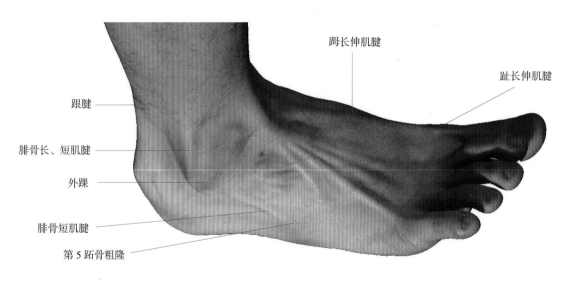

图 9-14　足外侧面观

在足外侧缘中部，可看到也能摸到第 5 跖骨粗隆形成的明显凸起，向后追踪可见腓骨短肌肌腱止于该点。

下肢骨和关节

　　下肢骨由髋骨和自由下肢骨组成（图9-15）。两侧的髋骨为下肢带骨，通过骶髂关节与躯干相连。下肢带骨的稳定性在上半身的重量传递至下肢过程中至关重要。自由下肢骨分为大腿、小腿和足三部分，大腿通过髋关节与下肢带骨相连。

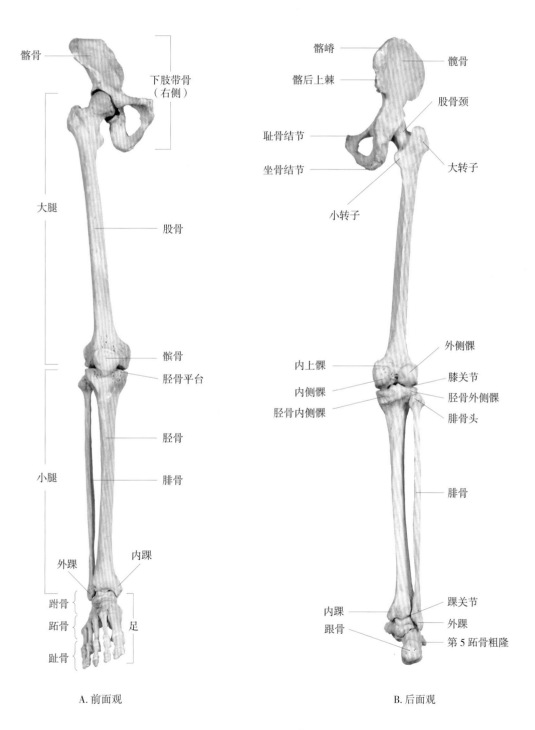

A. 前面观　　　　　　　　　　　　　　　B. 后面观

图 9-15　下肢骨

　　髋骨由髂骨、耻骨和坐骨组成，三骨会合于髋臼，16岁左右完全融合（图9-16）。髋骨外侧面中部的深窝称髋臼，其下部有闭孔。髂骨翼上缘为髂嵴，嵴的前、后端分别为髂前上棘和髂后上棘。髂前上棘后方5~7 cm处有髂结节。髂骨翼内面为髂窝，窝之下界称弓状线。坐骨体后缘有坐骨棘，其上、下方分别有大切迹和小切迹。坐骨体与坐骨支移行处有坐骨结节。耻骨体与髂骨体结合处有髂耻隆起，耻骨上支上面有耻骨梳，向前终止于耻骨结节。

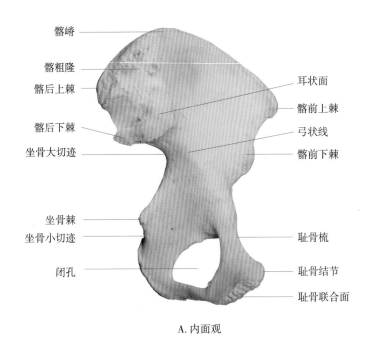

A. 内面观

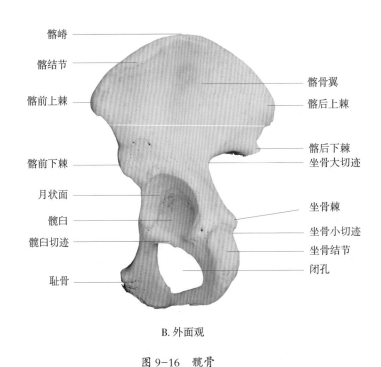

B. 外面观

图9-16　髋骨

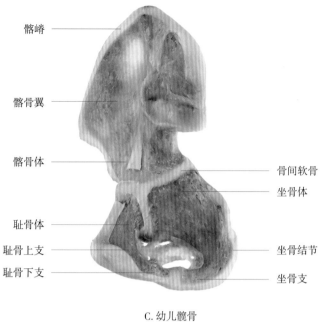

髂嵴

髂骨翼

髂骨体

耻骨体

耻骨上支

耻骨下支

骨间软骨

坐骨体

坐骨结节

坐骨支

C.幼儿髋骨

图 9-16（续）

骨盆是躯干与自由下肢骨之间的骨性成分，起着传导重力和支持、保护盆腔脏器的作用。由左右髋骨和骶、尾骨以及其间的骨连结构成。人体直立时，骨盆向前倾斜，两侧髂前上棘与两耻骨结节位于同一冠状面内，此时，尾骨尖与耻骨联合上缘位于同一水平面上。骨盆可由骶骨岬向两侧经弓状线、耻骨梳、耻骨结节至耻骨联合上缘构成的环形界线，分为上方的大骨盆或称假骨盆，和下方的小骨盆或称真骨盆。大骨盆由髂骨翼和骶骨构成，没有前壁。小骨盆是大骨盆向下延伸的骨性狭窄部，可分为骨盆上口、骨盆下口和骨盆腔（图 9-17）。

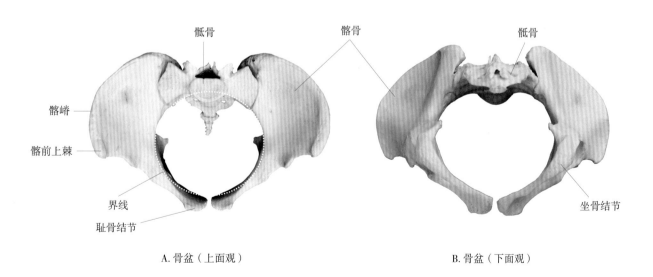

骶骨

髂骨

骶骨

髂嵴

髂前上棘

界线

耻骨结节

坐骨结节

A.骨盆（上面观）

B.骨盆（下面观）

图 9-17　骨盆的组成

145

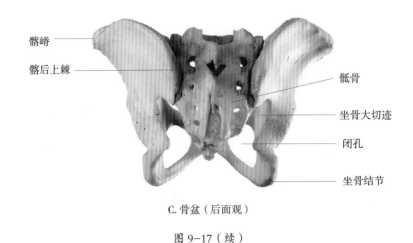

髂嵴

髂后上棘

骶骨

坐骨大切迹

闭孔

坐骨结节

C. 骨盆（后面观）

图 9-17（续）

骨盆有显著的性别差异。女性骨盆短而宽，小骨盆上口近似圆形，较宽大，骨盆腔呈桶状，下口直径近似上口，耻骨下角达 90°~100°。男性骨盆狭窄，上口似心形，骨盆腔呈漏斗状，下口狭小，耻骨下角为 70°~75°（图 9-18）。

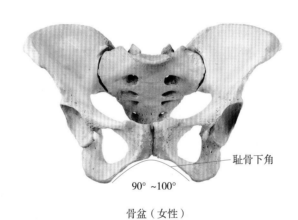

耻骨下角

90°~100°

骨盆（女性）

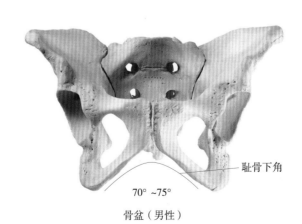

耻骨下角

70°~75°

骨盆（男性）

图 9-18　骨盆的性别差异

股骨是人体最长最结实的长骨，其长度约为身高的1/4。上端有朝向内上的股骨头，与髋臼相关节。头下外侧的狭细部称股骨颈，颈与体连接处上外侧的方形隆起称大转子，内下方的隆起称小转子。大转子是重要的体表标志，可在体表扪及。股骨下端有两个后突的膨大，为内侧髁和外侧髁。内外侧髁的前面、下面和后面都是光滑的关节面。两髁前方的关节面彼此相连，形成髌面，与髌骨相接。两髁侧面最突起处，分别为内上髁和外上髁（图9-19）。它们均为体表可扪及的重要标志。

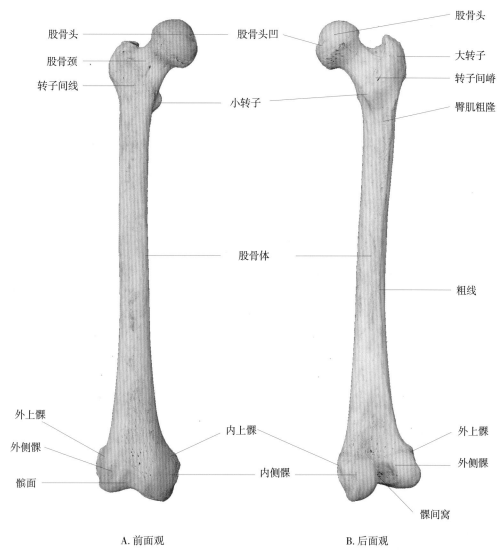

A. 前面观　　　　　　　　　B. 后面观

图 9-19　股骨

髌骨是人体最大的籽骨，位于股骨下端前面、股四头肌腱内，上宽下尖，前面粗糙，后面为关节面，与股骨髌面相关节（图9-20）。髌骨具有保护膝关节、避免股四头肌腱对股骨髁软骨面的摩擦、增加膝关节稳定性的功能。髌骨可在体表扪及。

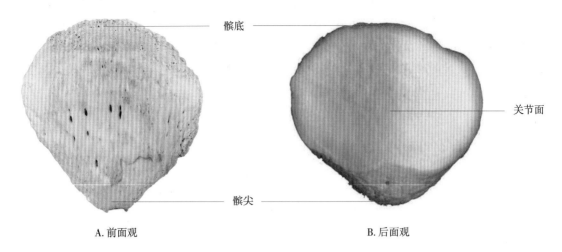

髌底

关节面

髌尖

A.前面观

B.后面观

图 9-20　髌骨

胫骨为小腿主要承重骨（图 9-21）。上端膨大，向两侧突出，形成内侧髁和外侧髁。两髁上面各有上关节面，与股骨髁相关节。上端前面的隆起称胫骨粗隆。内、外侧髁和胫骨粗隆于体表均可扪到。胫骨体呈三棱柱形，较锐的前缘和平滑的内侧面直接位于皮下。胫骨下端稍膨大，其内下方的突起称内踝，可在体表扪及。

腓骨细长，位于胫骨外后方。上端稍膨大，称腓骨头。头下方缩窄，称腓骨颈。下端膨大，形成外踝。腓骨头和外踝可在体表扪及（图 9-21）。

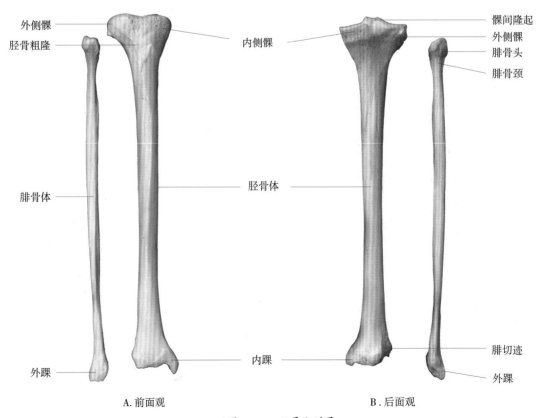

外侧髁

胫骨粗隆

腓骨体

外踝

内侧髁

胫骨体

内踝

A.前面观

髁间隆起

外侧髁

腓骨头

腓骨颈

腓切迹

外踝

B.后面观

图 9-21　胫骨和腓骨

　　足骨包括跗骨、跖骨和趾骨（图 9-22）。跗骨 7 块，分别为距骨、跟骨、足舟骨、内侧楔骨、中间楔骨、外侧楔骨和骰骨。跖骨 5 块，由内向外分别为第 1~5 跖骨。趾骨 14 块，其中踇趾 2 节，其余各趾均为 3 节，由近向远分别为近节趾骨、中节趾骨和远节趾骨。

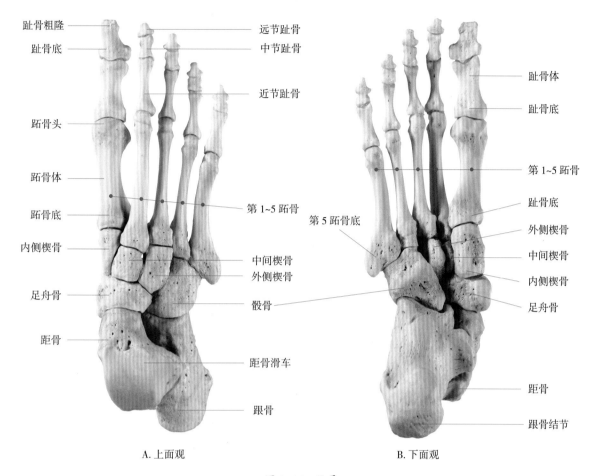

图 9-22　足骨

　　骶髂关节由骶骨和髂骨的耳状面构成（图 9-23），关节面凸凹不平，彼此结合十分紧密。关节囊紧张，有骶髂前、后韧带加强。关节后上方尚有骶髂骨间韧带充填和连结。骶髂关节具有相当大的稳固性，以适应支持体重的功能。妊娠者其活动度可稍增大。

　　髋关节由髋臼与股骨头组成（图 9-24）。关节囊坚韧致密，向上附于髋臼周缘和横韧带，向下止于股骨颈、转子间线及转子间嵴稍上方，周围有髂股韧带、耻股韧带、坐股韧带和轮匝带加强。囊内有股骨头韧带连于股骨头凹与髋臼窝之间。可完成屈、伸、展、收、旋内、旋外和环转运动。

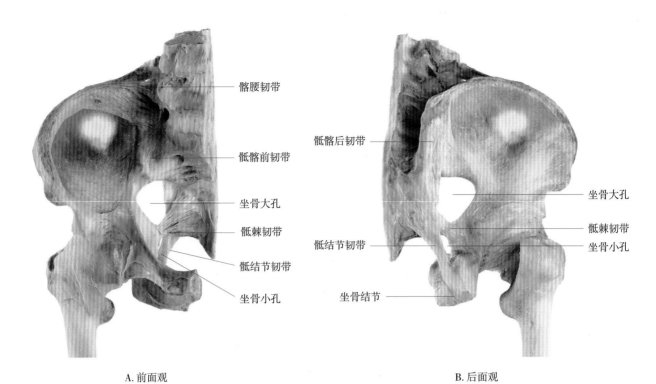

髂腰韧带

骶髂前韧带

坐骨大孔

骶棘韧带

骶结节韧带

坐骨小孔

骶髂后韧带

坐骨大孔

骶棘韧带

坐骨小孔

骶结节韧带

坐骨结节

A.前面观

B.后面观

图 9-23 骶髂关节

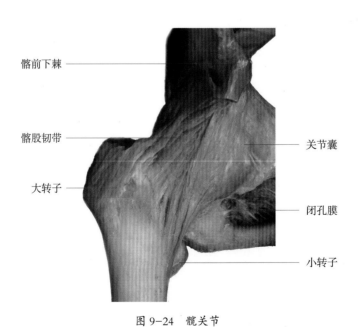

髂前下棘

髂股韧带

大转子

关节囊

闭孔膜

小转子

图 9-24 髋关节

决定髋关节稳定的解剖学因素

　　正常状态下，走路时臀中、小肌交替发挥作用，由一侧转换到另一侧，因此可以抬高一侧骨盆后再抬起另一侧骨盆，伴随着髋关节屈曲，小腿抬起向前迈出一步。一侧单足站直，另一条腿抬高动作，髋关节必须稳定，这需要臀中、小肌正常，股骨头、颈位置正常。如患有先天性髋关节脱位时，就会出现骨盆下降到水平面以下（Tremdelenbirg 征阳性）（图 9-25），走路时出现特征性颠簸步态。

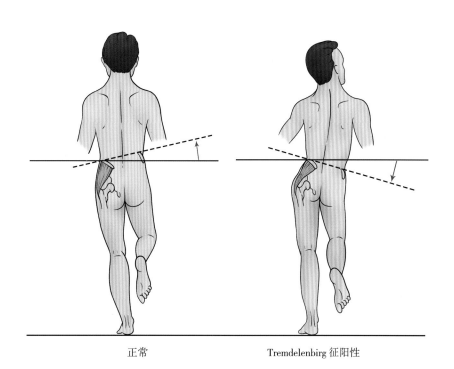

正常　　　　　　　　　　　　　　Tremdelenbirg 征阳性

图 9-25　髋关节稳定性

　　膝关节由股骨下端、胫骨上端和髌骨构成（图 9-26）。关节囊薄而松弛，周围有韧带加强，前方有髌韧带，内、外侧有胫侧副韧带，腓侧副韧带，后方有腘斜韧带，囊内有前、后交叉韧带加强。内、外侧半月板分别位于股骨内、外侧髁与胫骨内、外侧髁关节面之间，起弹性垫作用，可完成屈、伸运动。

　　髌骨是位于股四头肌腱内的籽骨，股内侧肌下部水平纤维和粗大的股骨外侧髁在防止髌骨脱位中起着重要作用。先天性髌骨脱位是由于股骨外侧髁发育不全引起的，创伤性髌骨脱位是髌骨的股四头肌的直接附着处创伤（尤其是股内侧肌）所致。

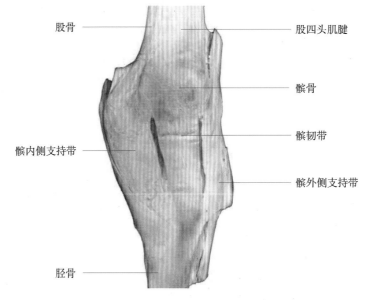

股骨

股四头肌腱

髌骨

髌韧带

髌内侧支持带

髌外侧支持带

胫骨

A. 前面观

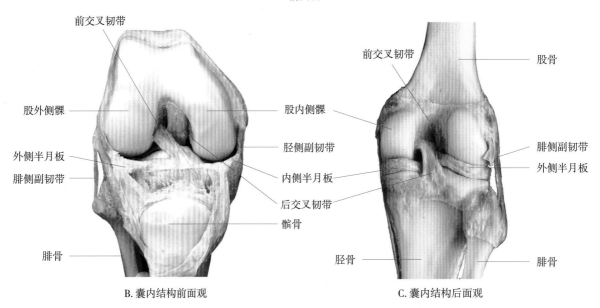

前交叉韧带

股外侧髁

股内侧髁

外侧半月板

胫侧副韧带

腓侧副韧带

内侧半月板

后交叉韧带

髌骨

腓骨

B. 囊内结构前面观

前交叉韧带

股骨

腓侧副韧带

外侧半月板

胫骨

腓骨

C. 囊内结构后面观

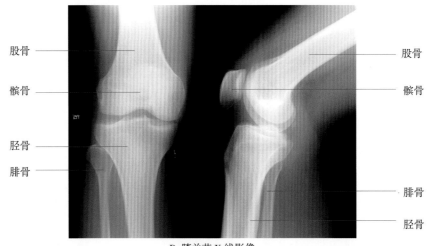

股骨

股骨

髌骨

髌骨

胫骨

腓骨

腓骨

胫骨

D. 膝关节 X 线影像

图 9-26　膝关节

足关节包括踝关节、跗骨间关节、跗跖关节、跖趾关节和趾骨间关节（图9-27，9-28）。踝关节由胫、腓骨下端与距骨滑车构成，内、外侧有内侧韧带和外侧韧带加强，可完成背屈和跖屈运动，跖屈时可作轻微的侧方运动。胫骨下端和内、外踝构成很深的踝穴，使距骨处于稳定状态。通常在踝关节跖屈位时足又过度内翻，最有可能造成腓侧副韧带（距腓前韧带和跟腓韧带）损伤。

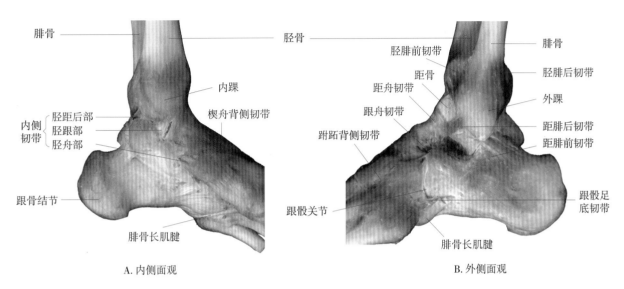

A. 内侧面观　　　　　　　　　　　　　B. 外侧面观

图 9-27　踝关节

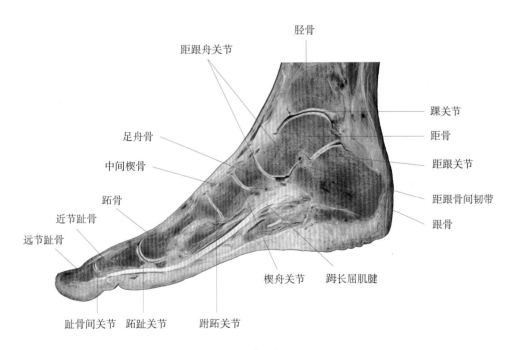

图 9-28　足矢状切面

足弓是跗骨和跖骨借连结结构形成的凸向上的弓。足弓分为内、外侧纵弓和横弓（图 9-29）。内侧纵弓由跟骨、距骨、舟骨、3 块楔骨、内侧 3 块跖骨连结而成，承重点在第 1 跖骨头和跟结节。外侧纵弓由跟骨、骰骨、外侧 3 块跖骨连结而成。横弓由骰骨、3 块楔骨和跖骨连结而成。足弓增加了足的弹性，使之成为具有弹性的三脚架，行走、跳跃时缓冲震荡，保护足底血管、神经等结构免受压迫。

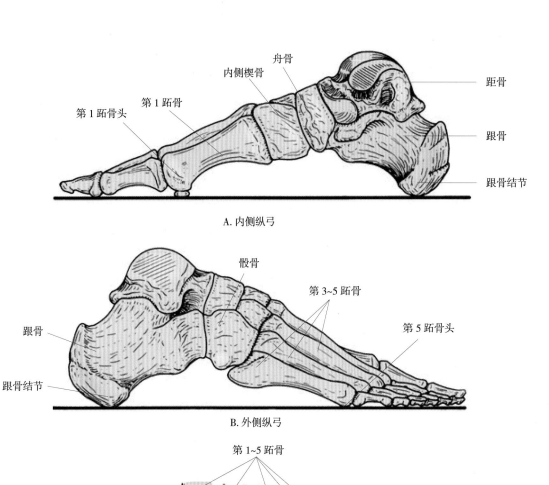

A. 内侧纵弓

B. 外侧纵弓

C. 横弓

图 9-29　足弓

人类是两足动物，必须足底着地行走，把足骨牢牢地压实在地面上，才能保持身体的平衡，故属于跖行动物。哺乳动物中的猫、狗等为趾行动物，用足趾走路。当站立时，跗骨和跖骨离开地面，看起来像腿的一部分，故有人将这些动物的踝关节误认为是膝关节。这样的结构可增加其高度和跨越长度，也可提高感官知觉。牛、马为蹄行动物，趾尖特化为蹄，用宽大的蹄自由踏实地行走，其一步比趾行动物跨得更远（图 9-30）。

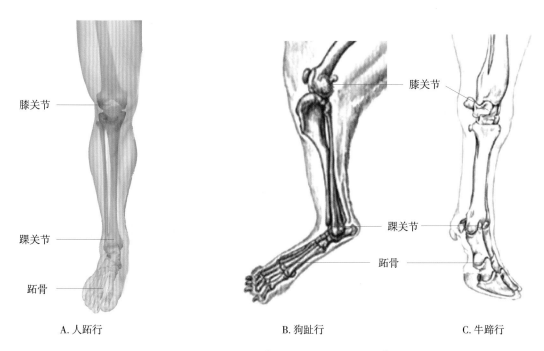

图 9-30　不同的行走方式：跖行、趾行和蹄行

当站立、行走和奔跑时，足部支撑身体的重量。与站立相比，行走增加了双足 2 倍压力，奔跑则增加 4 倍压力。应对这些压力，足部的骨、韧带和肌腱形成了内侧弓、外侧弓和横弓，内、外弓以跟骨、第 1 跖骨头、第 5 跖骨头支撑。足弓结构使足中部抬高，其弹性分担和吸收身体的重量，利于行走和跳跃（图 9-31A），肌张力对维持动态足弓起重要作用。如足弓塌陷（先天的）或肌肉过度运动、长时间站立、超重或疾病（后天的），致肌肉支撑力下降，韧带拉长（图 9-31B，C），出现扁平足，走路时整个足底着地，易产生疲劳和疼痛。

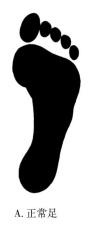
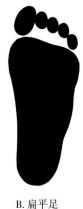
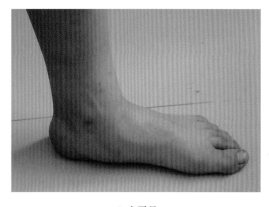

A. 正常足　　　　　B. 扁平足　　　　　　　　　C. 扁平足

图 9-31　足弓

下肢肌的分布

下肢肌分为髋肌，股部肌，小腿肌和足肌（图 9-32）。

臀大肌起于髂骨翼外面和骶骨背面，向外下止于髂胫束和臀肌粗隆，可使髋关节后伸和外旋（图 9-32B）。臀中、小肌均起于髂骨翼外面，肌束向外下止于大转子，可使髋关节外展。

股四头肌的股直肌起于髂前下棘，股内、外侧肌分别起于股骨粗线，股中间肌起于股骨体前面，4 个头合为股四头肌腱，包绕髌骨，向下续为髌韧带，止于胫骨粗隆，可伸膝关节、屈髋关节。

股后肌群有 3 块肌。股二头肌长头起于坐骨结节，短头起于股骨粗线，两头会合后止于腓骨头。半膜肌和半腱肌起于坐骨结节，分别止于胫骨内侧髁的内侧和后面。股后肌群可伸髋关节、屈膝关节（图 9-32，9-33）。

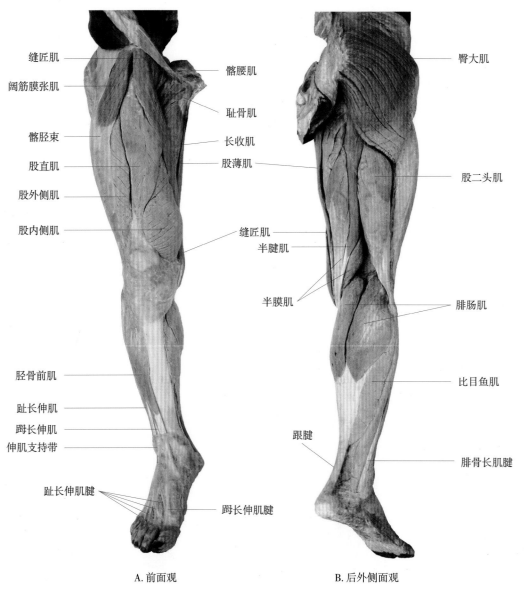

缝匠肌　　阔筋膜张肌　　髂胫束　　股直肌　　股外侧肌　　股内侧肌　　髂腰肌　　耻骨肌　　长收肌　　股薄肌　　缝匠肌　　半腱肌　　半膜肌

胫骨前肌　　趾长伸肌　　拇长伸肌　　伸肌支持带　　趾长伸肌腱　　拇长伸肌腱

臀大肌　　股二头肌　　腓肠肌　　比目鱼肌　　跟腱　　腓骨长肌腱

A. 前面观　　　　B. 后外侧面观

图 9-32　下肢肌

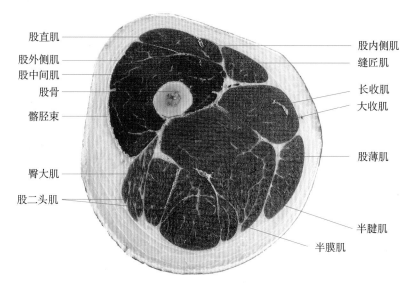

图 9-33 大腿肌（中部横断面）

膝关节的力量取决于连接股骨和胫骨之间的韧带的强度和作用于关节的肌肉力量，最重量的是股四头肌（图 9-32，9-33）。如果股四头肌力量良好，即使有韧带撕裂，膝关节的稳定性也不受大的影响。膝关节有内、外侧副韧带和前、后交叉韧带，韧带发生扭伤或撕裂的程度，取决于外力的大小和方向。

腓总神经在绕腓骨颈处位置表浅，表面覆以皮肤和浅筋膜，深面紧贴骨面。若受外力打击或患者长时间处于侧卧位伴屈髋屈膝时，下方小腿外侧面受压或垫在较硬物体上，腓骨头和颈受力较大，易致腓总神经损伤（图 9-34，9-35，9-37）。

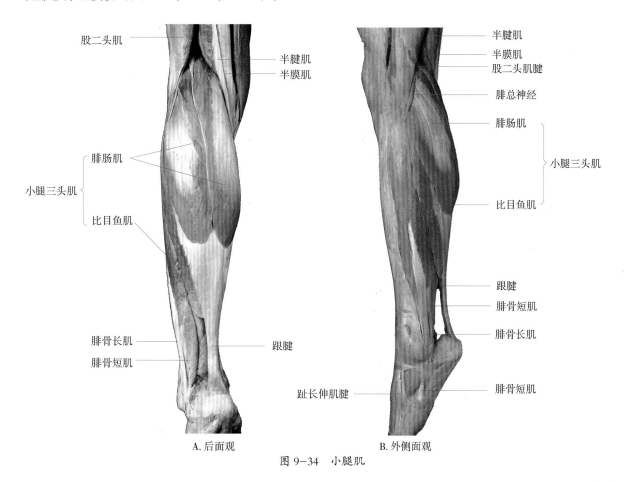

A.后面观 B.外侧面观

图 9-34 小腿肌

　　跟腱断裂一般出现在中年人，也常见于网球运动员中。断裂发生在跟腱的狭窄部，大约在止点上5 cm处。常有突然的锐痛，随即不能运动，腓肠肌和比目鱼肌向近端收缩，在跟腱上留下一个可触及的横沟，患者不能做足主动跖屈动作。

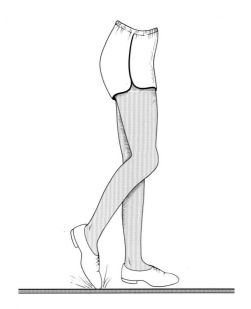 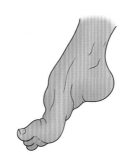

A. 足下垂　　　　　　　　　B. 马蹄内翻足

图 9-35　腓总神经损伤

　　由于小腿前、外侧肌群瘫痪，在踝关节跖屈肌、距下关节和跗横关节内翻肌的作用下，出现足跖屈（足下垂，图9-35A）和内翻，即马蹄内翻足（图9-35B）。走路时患肢膝关节需抬高（跨阈步态），否则足尖会碰撞地面。

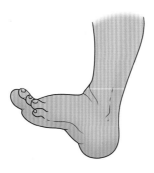

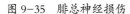

图 9-36　钩状足畸形

　　由于小腿后肌群瘫痪，不能跖屈。在拮抗肌（小腿前、外侧肌群）即踝关节背屈肌、距下关节和跗横关节外翻肌的作用下，出现足过度背屈（钩状足畸形）和外翻（图9-36）。

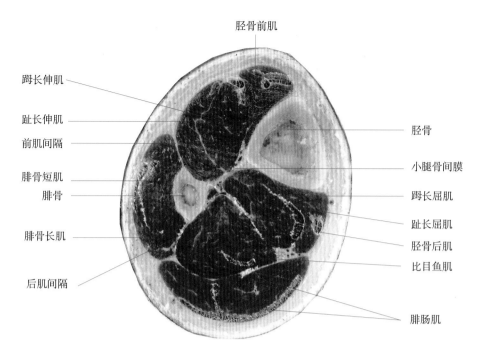

图 9-37　小腿肌（中部横断面）

上、下伸肌支持带维持长伸肌腱的位置，腓侧支持带维持腓骨肌腱的位置，屈肌支持带将长屈肌腱维持在正确位置（图 9-38）。

足背仅有趾短伸肌和踇短伸肌（图 9-38）。足底包括 4 层肌肉，以维持足弓。

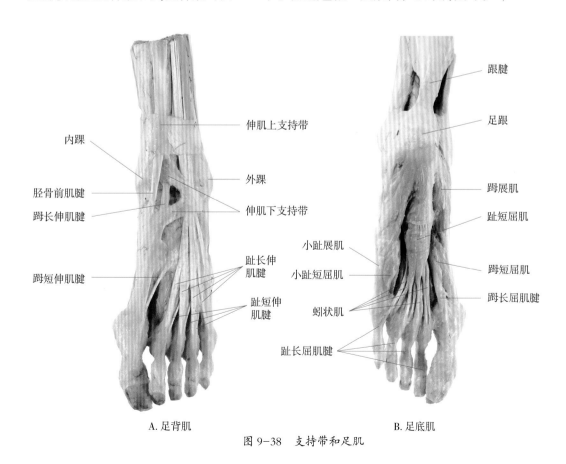

A. 足背肌　　　　　　　　　　　B. 足底肌

图 9-38　支持带和足肌

下肢各部的触诊技巧

髂前上棘，顾名思义，位于髂嵴的前端。两侧髂前上棘位置浅表，是缝匠肌和腹股沟韧带的附着点。髂前上棘位于脐水平以下，其浅面的皮肤及软组织较薄。

1.将双手放在髂前上棘上，拇指在上，其余4指在后，触摸骨盆前面的突起（图9-39）。

2.探查髂前上棘及髂骨周围结构。坐姿时，周围组织放松，更易触及。

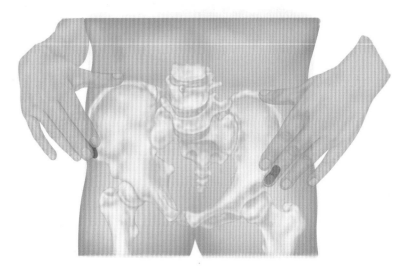

图9-39 触诊髂前上棘

骶骨由4~5块骶椎融合而成，呈三角形，体积较大，位于骨盆后壁。

骶骨后正中线有3~4个突起，称为骶正中嵴，在骶正中嵴的外侧是骶外侧嵴（为一排小的骨突起）。骶骨缘是臀大肌和骶髂韧带的附着点。尽管骶骨表面凹凸不平，且在胸腰筋膜和骶髂韧带的深层，但它易于触诊。

1.患者俯卧，将一只手拇指、示指放在两侧髂后上棘上，另一只手在该平面下方探查骶骨表面突起。

2.在后正中线上，触诊髂后上棘和尾骨间的骨性突起，即骶正中嵴（图9-40）。

3.将手指滑向骶骨一侧，指尖用力按压其边缘。沿着髂后上棘滑向尾骨。

4.沿两侧骶骨外缘向下滑动，可触到骶尾融合点。从骶骨边缘侧向外滑动，可触到臀大肌。

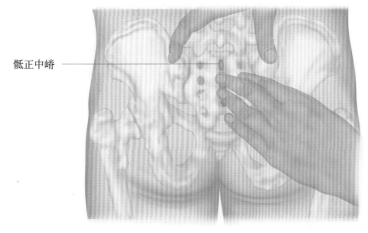

骶正中嵴

图9-40 后面观，利用髂后上棘指导定位骶正中嵴

尾骨

尾骨位于臀裂顶部，附着在骶椎末端。由 3~4 块尾椎融合而成，呈扇形，表面凹凸不平，约 2.5 cm 或更长。尾骨尖弯曲可略偏向一侧。因为尾骨靠近臀裂，故触诊可能给双方带来不便，所以在触诊患者之前应先明确尾骨的位置。

1.患者俯卧位，手指沿着骶正中嵴滑向臀裂。在臀裂顶部会触到表面凹凸不平的尾骨（图 9–41）。

2.探查尾骨表面和侧面，注意尾骨由上向下逐渐缩小。尾骨尖弯向前下方，故可能触不到。

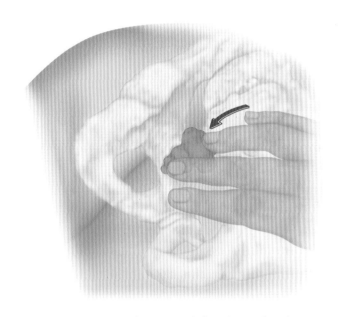

图 9–41　后外侧面观，患者俯卧，触诊尾骨

耻骨嵴和耻骨结节

耻骨结节在耻骨嵴上方，两侧耻骨结节形状像个小喇叭，是长收肌和腹股沟韧带的附着点。两侧耻骨结节相距 2~5 cm，有时不易触诊。

1.患者仰卧位，医者面对患者站立，将手放在其肚脐上，指尖向下滑行可触到耻骨嵴（图 9–42）。

2.将手移动到耻骨上方并探查水平的隆起。注意耻骨嵴是这一区域唯一的横形骨性隆起。

3.将手向侧边移动，探查耻骨结节。触诊两侧耻骨结节，注意它们之间的距离。

4.在髂前上棘内下方你触到了一个坚实的骨性突起吗？ 耻骨结节是耻骨嵴上方最突出的部位吗？它和大转子在同一水平上吗？

5.从髂前上棘开始，沿着腹股沟韧带向内下方 45° 可滑向耻骨结节。

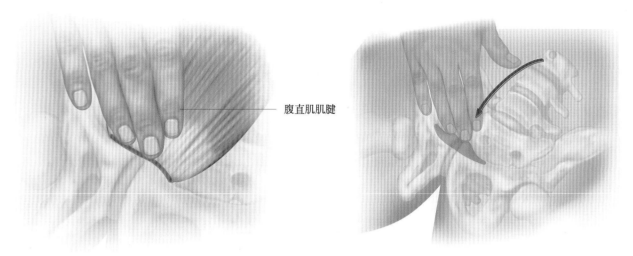

腹直肌肌腱

图 9-42 患者仰卧，触诊耻骨嵴和耻骨结节（前外侧面观）

坐骨结节

1. 患者俯卧，找到臀襞（臀横纹）（位于臀部和大腿交接处的水平皱褶）。将手放在臀襞中点，并在其内上方按压，可找到坐骨结节（图 9-43）。

2. 探查坐骨结节周围，并注意其与大转子的关系。感受附着在坐骨结节上的腘绳肌。

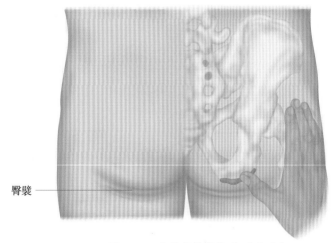

臀襞

图 9-43 坐骨结节触诊（后面观）

大转子

1. 患者俯卧，找到髂嵴中点。

2. 手指向大腿方向移动约 10 cm，你会触到表面隆起的大转子（图 9-44）。

3. 触摸并探查大转子周围 5 cm 区域。

4. 握住患者足踝，弯曲膝部 90°。一手触摸大转子，一手向内向外旋转髋关节，会感受到大转子在你手下来回转动。

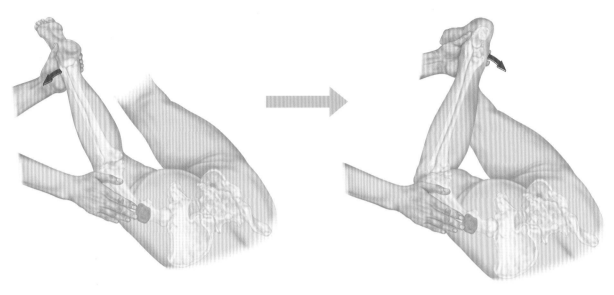

图 9-44　患者俯卧，旋转髋关节，感受大转子运动

胫骨平台

胫骨平台位于胫骨近端。胫骨平台不能被扪及，但在髌韧带周边较易扪及其边界。

1.患者坐位，膝关节屈曲。将拇指放在髌韧带两侧（图 9-45）。

2.向下滑动，按压组织。拇指压向股骨和胫骨关节之间的间隙，可感受到柔软的膝关节间隙。

3.继续向下，直至触诊到胫骨平台的边缘。手指向两侧滑动触诊胫骨平台边缘。

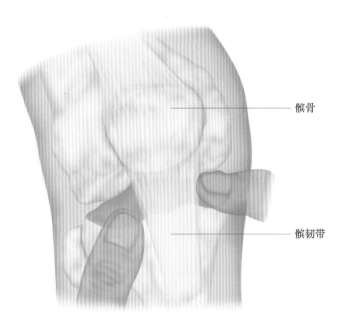

髌骨

髌韧带

图 9-45　右膝屈曲，前面观，触诊胫骨平台

鹅足附着点

大腿的 3 个肌腱，即缝匠肌、股薄肌和半腱肌肌腱，在膝内侧汇合形成鹅足，附着于胫骨体近端的内侧，即胫骨粗隆内侧的平坦区域。

1. 患者坐位，膝关节屈曲。找到胫骨粗隆（图 9-46）。

2. 向内侧滑动约 2.5 cm，可触诊到平坦的表面及鹅足。

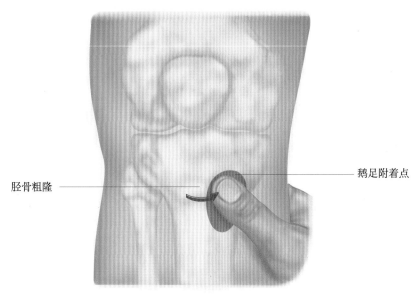

胫骨粗隆   鹅足附着点

图 9-46　右膝，前面观

股骨髁的边缘

两个大而圆的股骨髁整体基本上是不能扪及的，但是位于髌骨两侧的股骨髁边缘容易扪及。

1. 患者仰卧且膝关节完全伸展，找到髌骨两侧（图 9-47）。

2. 沿着髌骨内侧向外侧髁滑动。探查外侧髁的边缘，并沿着它继续向远侧的关节间隙触诊。

3. 以相同的方式触诊内侧髁的边缘。比较两个边缘的尺寸和高度以及二者同髌骨之间的关系。

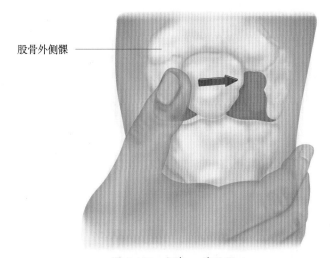

股骨外侧髁

图 9-47　右膝，前面观

股骨上髁

外上髁是一个突起的结节，位于膝的外侧面。它是腓侧副韧带的附着部位，且位于髂胫束深面和股二头肌腱前方。

内上髁位于缝匠肌腱深面、股内侧肌远端，是胫侧副韧带的附着部位。

1. 患者坐位，膝关节屈曲。找到髌骨。

2. 直接从髌骨的外侧滑动到膝关节的外侧。探查该区域，注意外上髁位于腓骨头上方。

3. 返回髌骨并滑动到膝关节内侧的内上髁。注意内上髁位于膝关节内上方，其位置表浅，外形圆隆（图9-48）。

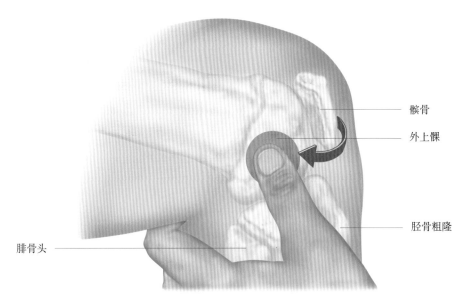

髌骨
外上髁
胫骨粗隆
腓骨头

图 9-48 右膝，外侧面观

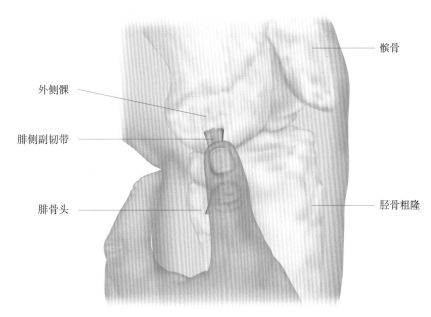

髌骨
外侧髁
腓侧副韧带
腓骨头
胫骨粗隆

图 9-49 右膝，外侧面观

腓侧副韧带和胫侧副韧带

腓侧副韧带是一条跨过膝关节的强壮薄细条带，起自股骨外上髁止于腓骨头，位于股二头肌和髂胫束之间（图9-50）。

宽阔的胫侧副韧带位于膝关节囊外，位置表浅，但不易从外侧与其他相似韧带中区分出来。它从膝关节向远端延伸近5 cm,深入鹅足。

两条副韧带都可对抗膝内旋。腓侧副韧带也对抗膝内翻应力，稳定膝关节（常见于弓形腿的牛仔）；而胫侧副韧带则保护膝外翻应力。例如，可对抗橄榄球头盔对膝关节外侧面的撞击。

腓侧副韧带

1.患者坐位，屈膝。手置于腓骨头和外上髁。
2.在这两点之间滑动手指并在水平方向上轻轻弹拨这条表浅韧带。

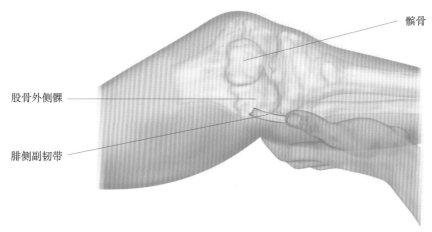

髌骨

股骨外侧髁

腓侧副韧带

图9-50　触摸腓侧副韧带

让患者把小腿放到另一条腿的膝上，这种体位使你很容易触摸腓侧副韧带。弯曲你的手指在外上髁和腓骨头之间触诊该韧带。

胫侧副韧带

1.患者坐位，膝关节屈曲。手置于股骨内上髁，向远端滑向关节间隙，也就是胫骨、股骨间的缝隙。
2.用你的指尖在水平方向上弹拨这个间隙，探查该韧带的宽阔纤维（图9-51）。

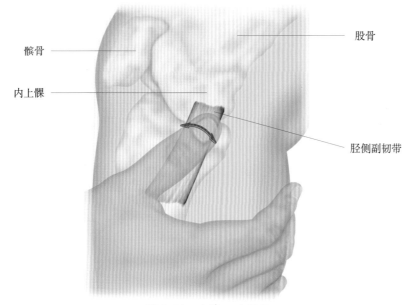

图 9-51 右膝，内面观

半月板

半月板是附着于胫骨髁突上的纤维软骨盘。它们不仅对缓冲重力和减少摩擦很重要，而且可以帮助圆形股骨髁突更贴合平坦的胫骨平台。内侧半月板的边缘可以在胫骨平台内侧边缘触及，而较小且移动性更好的外侧半月板则很难触及。

内侧半月板

1. 患者坐位，膝关节屈曲。把拇指置于股骨和胫骨之间的关节间隙，比内侧胫骨平台稍高的位置。
2. 用另一只手握住患者的小腿慢慢地向内侧旋转膝关节。
3. 随着胫骨内侧面向后旋转，内侧半月板的边缘会向前方移向你的拇指。你会感觉到有个微弱的压力对抗你的拇指指腹（图 9-52）。

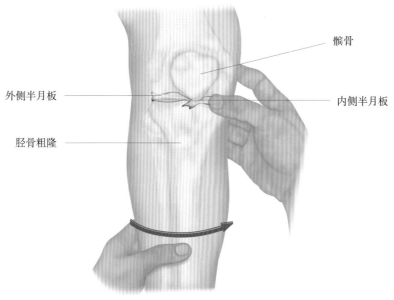

图 9-52 屈曲右膝，前面观

167

腓总神经

腓总神经为坐骨神经的分支，沿着膝后外侧面表浅走行。其直径约有 5 mm，位于股二头肌肌腱的内侧和腓肠肌肌腹的外侧。在腓骨头后方走行，特别容易找到且非常易受损。

1. 患者俯卧，被动屈膝，手指定位于股二头肌肌腱和腓骨头（图 9-53）。

2. 从一边向另一边慢慢滑动你的拇指，探查位于腓骨头后部的股二头肌肌腱远端。

3. 让患者对抗你的压力轻轻屈曲膝关节来区分细长的腓总神经和腓肠肌纤维。此时，腓总神经仍然保持柔软和活动性，而腓肠肌被拉紧。

通过患者对抗你的压力时轻轻屈曲膝关节来定位股二头肌肌腱。沿着肌腱到腓骨头，注意伴行的腓总神经。

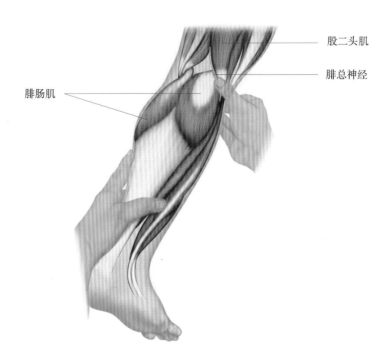

股二头肌

腓总神经

腓肠肌

图 9-53　右小腿后外侧面观，触摸腓总神经

腘动脉

腘动脉是股动脉的延续，穿过膝后部腘窝。由于它位于腘窝的深部，如不用力向下按压，其搏动较难察觉到。

1. 患者仰卧，屈曲膝关节以松弛膝后部组织，双手指尖握住膝后部中线位置。

2. 向腘窝深面下压你的指腹，探查腘动脉微小的搏动（图 9-54）。

如果没有摸到搏动，让患者俯卧，按照上面的方法重复检查。

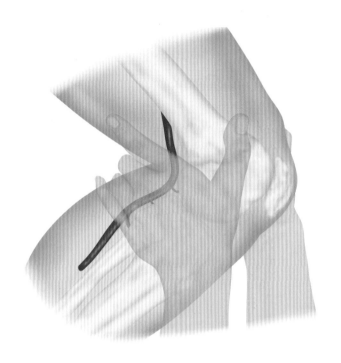

图 9-54 右膝，外侧面观，感受腘动脉的搏动

三角韧带

三角韧带由数条起自内踝的韧带组成，向远端呈扇形附着于距骨、载距突和舟骨上，以承受踝关节内侧应力。三角韧带位于屈肌支持带和屈肌腱的深面，但仍可以触及。

1. 患者仰卧或坐位。定位于内踝和载距突。

2. 把你的手指放在这两点之间，水平方向弹拨来分辨这些韧带的纤维（图 9-55）。

3. 从内踝向远端呈 45° 角滑动，触诊三角韧带前面和后面扇形散开的坚韧致密纤维。

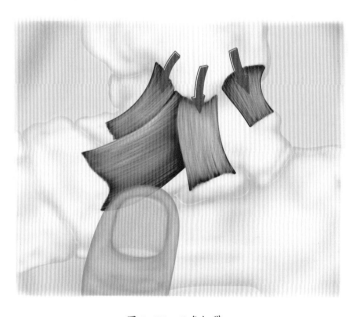

图 9-55 三角韧带

内踝和外踝

内踝和外踝是踝关节两侧的骨性突起（图 9-56）。

宽大的内踝位于胫骨远端，细长的外踝位于腓骨的远端。

患者坐位或平卧。触诊并比较内、外踝的形状和大小。触诊踝内、外侧面，注意外踝比内踝更偏向远端（更低一点）。

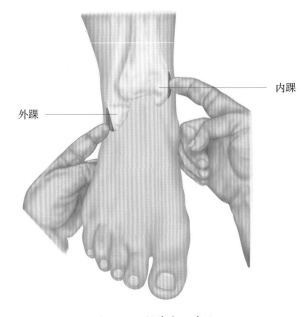

图 9-56　触诊内、外踝

跖骨

1. 患者坐位或仰卧位，你的双手握住患者的足，在足背触诊每一个跖骨头（图 9-57）。

2. 用拇指尖探查每块跖骨的长度及其周围的空隙。接着触诊每块跖骨的体部，跖骨基底比头部宽大。

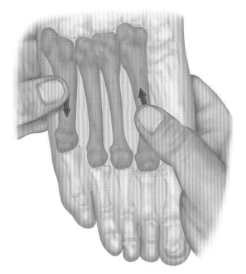

图 9-57　探查第 2~5 跖骨

跟舟足底韧带

跟舟足底韧带是一束小而坚韧的纤维束，对维持足内侧纵弓稳定性具有重要作用。该韧带位于足内侧面，从载距突延伸至舟骨结节，位于胫骨后肌肌腱的深面。该韧带较细小，触诊时动作应轻柔，可多与患者交流转移注意力。

1. 仰卧或坐位。使患者足被动内翻以使周围组织松弛，定位于载距突和舟骨结节之间（图9-58）。
2. 触诊这些骨性标志，用指尖慢慢滑动感受跟舟足底韧带拉紧的表面。

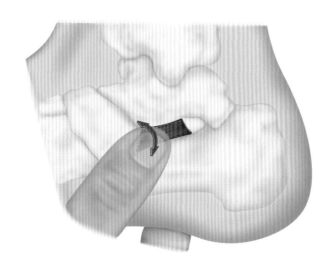

图9-58　内面观，触诊跟舟足底韧带

踝关节外侧副韧带

认识外侧副韧带有助于理解为什么踝关节是全身最容易受伤的关节。作为稳定腓骨远端到跟骨和距骨的结构，当足踝扭伤时，三束外侧副韧带是最常被撕裂的韧带。外侧副韧带远不及踝内侧的三角韧带强壮，当足内翻或跖屈时容易受损。

距腓前韧带从外踝前面延伸至距骨颈外侧面（图9-59）。当足负重并过度内翻时，此韧带常首先撕裂。距腓后韧带附着于外踝后面和距骨外侧结节，比距腓前韧带强壮，只有发生严重的踝部扭伤（如脱位）时才会损伤（图9-60）。跟腓韧带位于上述两个韧带之间。它起自外踝，向下延伸至跟骨外侧面、腓骨肌腱深面。仅在严重的踝部扭伤中，距腓前韧带撕裂后，它才会撕裂。

1. 患者仰卧或坐位。

2. 距腓前韧带（图 9-59）：此韧带不易辨认，为易于找到它的位置，先定位在外踝的前面。向距骨头方向滑动拇指，约 2.5 cm 处，此韧带正好经过趾短伸肌肌腹的内侧。

3. 距腓后韧带（图 9-60）：把手指放在外踝的后面，继续沿外踝周围滑向距骨外结节表面（如果你滑到跟腱，那就偏离太远了）。它就在这两个标志之间。这个韧带比较柔软，动作要温柔一些。

4. 跟腓韧带（图 9-61）：定位于外踝的远端和跟骨外侧面之间。这条韧带以一个稍斜的角度通过腓骨结节的后面。

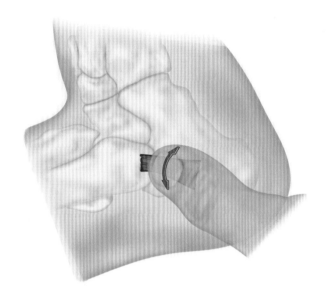

图 9-59　右足外侧面观，触诊距腓前韧带

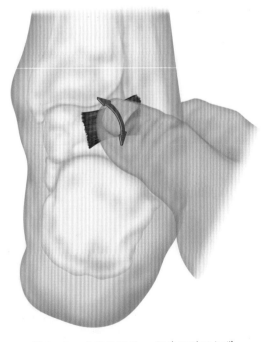

图 9-60　右足后面观，触诊距腓后韧带

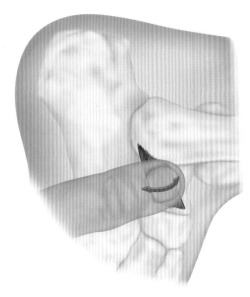

图 9-61　右足外侧面观，触诊跟腓韧带

踝部支持带

伸肌肌腱由伸肌上、下支持带约束。伸肌上支持带呈宽带状，位于踝关节近端前面（图 9-62）。伸肌下支持带呈"Y"形，起自外踝远端的跟骨，跨过踝后分为两支，一支附于内踝，另一支附于舟骨。

腓骨肌群由腓骨肌上、下支持带固定。腓骨肌上支持带从外踝延伸至跟骨，腓骨肌下支持带把腓骨肌腱向下固定于腓骨结节。

屈肌支持带呈宽带状，从跟骨内侧面延伸至内踝，固定约束屈肌肌腱、胫动脉和胫神经。

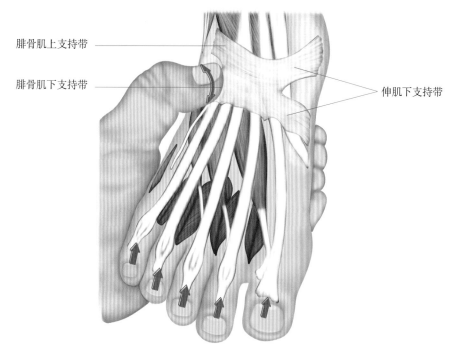

腓骨肌上支持带

腓骨肌下支持带

伸肌下支持带

图 9-62　右足背面观

伸肌支持带

1. 患者仰卧，让其背屈踝关节并伸趾。绷起的肌腱使支持带更加明显。

2. 触诊位于内踝近端 2.5 cm 处的伸肌上支持带的宽阔纤维。

3. 向远端移动到内踝水平处来定位伸肌下支持带。胫骨前肌肌腱非常明显，在其两侧可以轻易地触摸这条支持带。注意感受支持带的纤维位置表浅并垂直于伸肌肌腱。让患者放松踝关节，支持带会松弛。

腓骨肌支持带

1. 让患者足外翻。腓骨肌肌腱的张力使支持带更加明显（图 9-63）。

2. 在外踝和跟骨外侧面之间定位腓骨肌肌腱。沿着腓骨肌肌腱的两侧滑动手指，来感受支持带小而短的纤维。注意感受支持带限制了从跟骨外侧到外踝之间经过的腓骨肌肌腱。

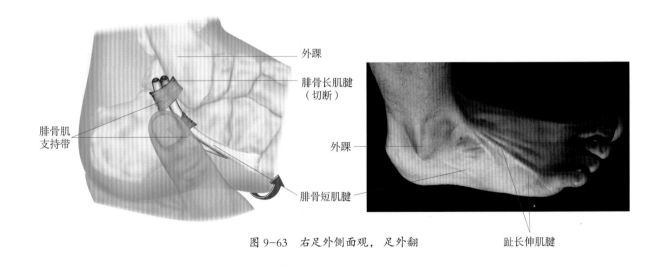

外踝

腓骨长肌腱
（切断）

外踝

腓骨肌
支持带

腓骨短肌腱

趾长伸肌腱

图 9-63　右足外侧面观，足外翻

屈肌支持带

1. 让患者做足背屈和内翻，来自屈肌肌腱的张力使支持带贴近表面。

2. 定位于内踝和跟骨内侧面。

3. 在这两个标志之间进行触诊，弹拨屈肌支持带宽阔而表浅的纤维。再探查足处于松弛状态时的支持带（图 9-64，9-65）。

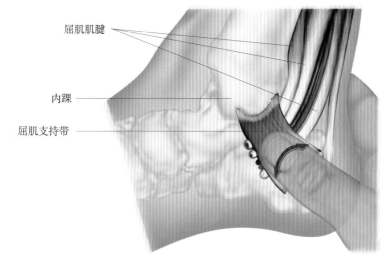

图 9-64　右足内面观，示踝管内容

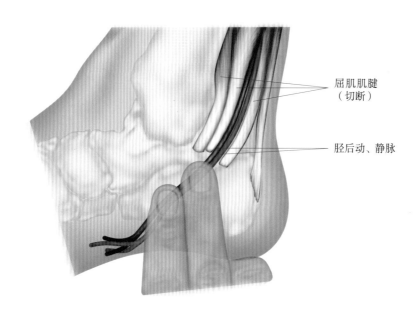

图 9-65　右足内面观，示胫后动、静脉走行

足背动脉

足背动脉位于足背面的浅层，第 1、2 跖骨间（图 9-66）。

患者仰卧位，定位第 1、2 跖骨，把两个指腹放在两骨之间，用轻微的压力探查足背脉的搏动。
触诊手指应在姆长伸肌腱的侧面，如果没有摸到搏动，则微微向侧方移动探查。

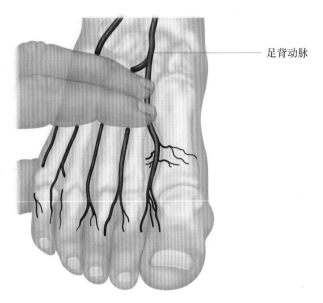

图 9-66 右足背面观，足背动脉触诊

臀大肌

1. 患者俯卧，找到尾骨、骶骨边缘，髂后上棘以及髂嵴后 5 cm。这些骨性标志形成了臀大肌的边界（图 9-67）。

2. 找到止于臀肌粗隆的臀大肌。

3. 通过提拉肌束找到臀大肌的起止点。然后触诊浅层、肥厚的肌纤维。注意臀大肌与臀部脂肪组织的位置和质地有何差异。脂肪在臀大肌浅层，通常质地柔软，呈凝胶状。

请患者伸展髋关节。触诊臀肌粗隆处隆起的肌纤维。如果患者俯卧伸膝有困难，请试着在触诊时屈膝或请患者站立。

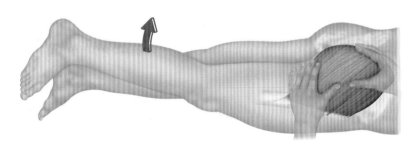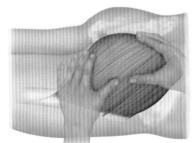

A. 伸髋　　　　　　　　　　　　　　　　　　　B. 感受臀大肌形态

图 9-67 患者俯卧，收缩臀大肌使其伸髋

股薄肌和长收肌

1. 患者仰卧，轻度屈曲并外旋髋关节。将手平放在大腿内侧中间，请患者内收髋关节。

2. 当患者内收髋关节时，将手指沿着肌腱向耻骨滑动，找到由股薄肌肌腱和起自耻骨结节或其周围的长收肌肌腱形成的突起。

3. 手指触诊这个肌腱并沿着它向远侧移动，触诊肌腱远侧分裂出的多个肌束。如果肌腹斜向大腿内侧，那么你触诊的就是长收肌。如果肌腹纤长且沿着大腿内侧向膝关节走行，那么你触诊的就是股薄肌（图9-68）。

缝匠肌的形状、位置和股薄肌类似。可通过简单的触诊（沿着肌远端向近端触诊）区分这两块肌肉。缝匠肌走向髂前上棘，股薄肌走向耻骨。

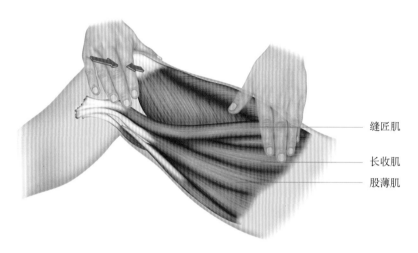

缝匠肌

长收肌

股薄肌

图 9-68　定位股内收肌肌腱突起处

腰大肌

腰大肌的主要功能是屈髋。但当股骨固定时，其联合髂肌可以在腰椎部位增加脊柱前凸的曲度，使骨盆前倾。当然还有一种理论认为：只有表浅的腰大肌肌束才可以增加脊柱前凸曲度，而深层肌束则可能会降低脊柱前凸曲度。

当触诊腰大肌和髂肌时，一边缓慢地触诊，一边与患者交流。任何时候患者感到不适或不安全时请将手慢慢移开。腰大肌位于腹主动脉外侧。当你的手触诊到一个强大的动脉搏动时请将手向外移动。

1. 患者仰卧，轻微屈髋外旋，你将腿放在患者的膝下作为支撑，找到髂前上棘和脐，并将双手叠放在这两点之间（图9-69）。

2. 慢慢将手指压向患者腹部，配合其呼吸触诊，呼气时移动手指。在患者呼气初期手指呈画圈状移动，这样有助于移向腹部器官周边。当手指触诊到深层时，注意保持手指稳定并朝向桌面方向。

3. 请患者轻微屈髋，以确保你触诊到的是腰大肌而非其周围组织。当你触诊到腰大肌时，你能感觉到一个明确的、坚实的肌块。如果你没有感觉到肌肉收缩，请试着再向深处移动些。

患者侧卧使腹内容物远离腰大肌，可为腰大肌触诊提供一个较安全的姿势。

1. 患者屈髋将双腿放在医者膝上，找到脐与髂前上棘，并将手叠放在这二者之间。

2. 随着患者的呼吸，你弯曲的手指压向其腹部，触诊腰大肌表面。可请患者轻微屈髋，感受腰大肌收缩。

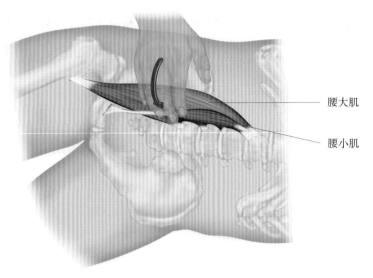

图 9-69　患者侧卧屈髋，医者弯曲手指伸进腹部触诊腰大肌

髂肌

1. 患者仰卧，轻微屈髋外旋，将腿放在检查者腿上以支撑身体。

2. 找到髂嵴前部，将手放在髂嵴内侧约 2.5 cm。刚开始触诊时动作应缓慢轻柔，这样有助于你通过腹部肌肉伸入髂窝（图 9-70）。

3. 弯曲手指缓缓伸入髂窝，仅当患者呼气时移动。手指移动很短距离后将会陷进周围组织内。

4. 请患者轻微屈髋，你的手指将会感觉到髂肌强烈的收缩。

与触诊腰大肌类似，侧卧使腹部内容物远离髂肌，可为患者提供舒适的触诊姿势。轻微屈髋，在其双膝之间垫一个支撑物，然后按着上述手法操作。

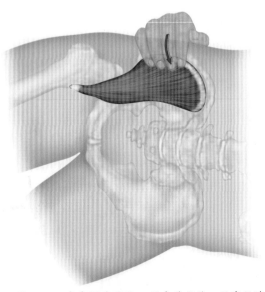

图 9-70　患者侧卧屈髋，医者手指伸入髂窝触诊髂肌

臀肌

臀大肌、臀中肌、臀小肌

3块臀肌位于臀区，在脂肪深层。臀大肌位于臀部浅层、大而肥厚，其肌纤维斜跨臀部。臀中肌位于臀部外侧浅层，除了后下部位于臀大肌深层（图9-71）。臀大肌和臀中肌都具有伸髋和外展髋关节的作用，两块肌的肌束向下汇聚，可将股骨拉向不同方向。

臀小肌位于臀中肌的深层，不能触及（图9-72）。但仍可感觉到其位于臀中肌深层丰厚的肌纤维。因其附着在大转子前面，臀小肌的功能与臀大肌相反，它使髋关节屈曲和内旋。

什么时候使用臀肌？

• 爬楼梯（尤其是臀大肌）

• 跑步、骑自行车、游泳、溜冰

• 拉丁舞（很多外旋髋关节的动作）

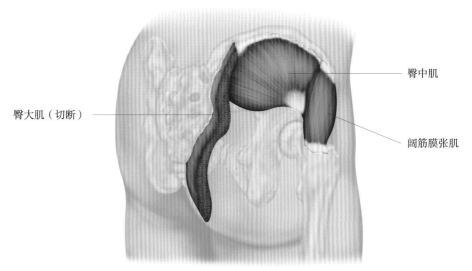

臀中肌

阔筋膜张肌

臀大肌（切断）

图 9-71　右髋，后外侧面观

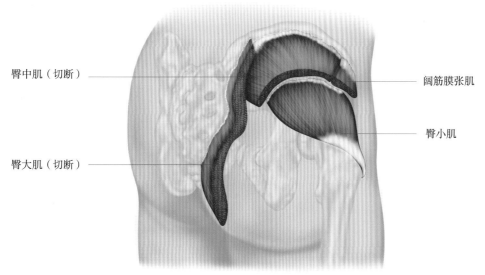

臀中肌（切断）

阔筋膜张肌

臀小肌

臀大肌（切断）

图 9-72　右臀，后外侧面观

梨状肌

1. 患者俯卧，摸到尾骨、髂后上棘和大转子。并将这3个骨性标志连接在一起形成一个"T"字，梨状肌位于"T"字下面。

2. 将手指沿着这条直线，透过肥厚的臀大肌，弹拨梨状肌肌腹（图9-73）。

3. 通过弹拨梨状肌肌腹确定其位置，注意其深面的坐骨神经。

将手指放在梨状肌上，请患者屈膝90°，并外旋髋关节，同时对患者施加一个轻微阻力。除能感觉到臀大肌收缩，也可感觉到其深面梨状肌的收缩。

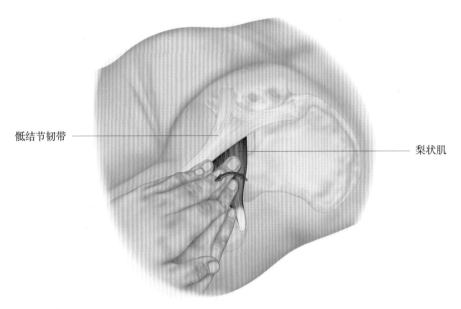

骶结节韧带 —— 梨状肌

图9-73 后外侧面观，患者俯卧，触诊梨状肌

股方肌

1. 患者俯卧，找到大转子后侧远端和坐骨结节，将手指放在这两个骨性标志上。

2. 透过臀大肌垂直地弹拨矩形的股方肌，感受到其横向的肌束（图9-74）。

请患者屈膝90°，并内旋、外旋髋关节，感觉股方肌变长或变短时肌张力的变化。

3. 什么时候使用外旋肌？

• 站立时稳定骨盆

• 行走、跑步、徒步旅行、爬山、骑自行车

• 梨状肌：在行走和奔跑的早期阶段控制髋关节快速内旋

与未退化前的梨状肌相比，股方肌只是昔日辉煌的残留物。梨状肌是巨大尾股提肌的后裔，今天仍然可以在爬行动物的股骨和尾巴看到它的踪影。这些大块肌为爬行动物在奔跑时伸腿提供了巨大的推力。

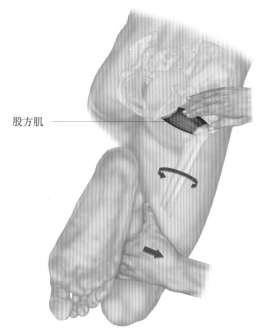

图 9-74 患者俯卧，外旋髋关节，施加一个阻力，感受股方肌的收缩

骶髂后韧带

骶髂后韧带位于骶髂关节浅层，致密的骶髂后韧带使得骶骨和髂骨紧密结合。骶髂后韧带部分起自骶骨，止于髂后上棘。部分韧带位于胸腰筋膜深面，其斜向肌束很难触及。

1. 患者俯卧，找到骶骨边缘。

2. 用力弹拨致密的骶髂后韧带（图 9-75）。

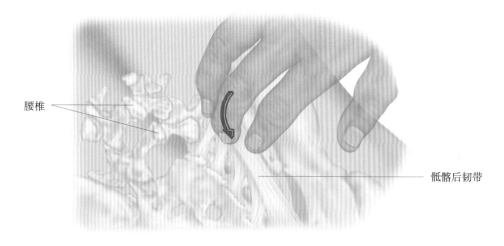

图 9-75 患者俯卧，定位骶髂后韧带

髂腰韧带

髂腰韧带起自第4和第5腰椎横突,止于髂后上棘。其强壮的横向韧带是第4、5腰椎重要的稳定结构。髂腰韧带位于胸腰筋膜和肥厚的多裂肌以及腰方肌的深面,故很难触诊。然而其大致位置和质地可以感觉到。

1. 患者俯卧,找到髂后上棘。

2. 将拇指从髂后上棘滑向第4、5腰椎。拇指应位于髂嵴和腰椎横突间。

3. 用力按压腰部致密的肌肉,试着垂直弹拨紧张的髂腰韧带,探查横向致密的髂腰韧带(图9-76)。

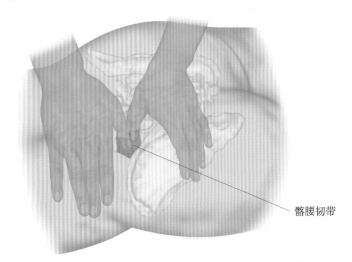

髂腰韧带

图 9-76　后外侧面观,患者俯卧,医者用拇指按压髂腰韧带

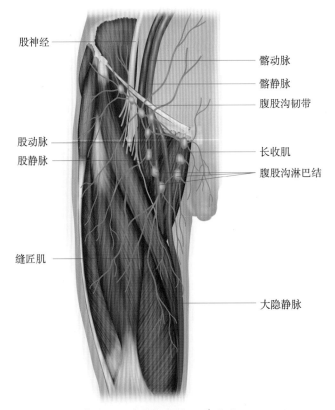

股神经

髂动脉

髂静脉

腹股沟韧带

股动脉

股静脉

长收肌

腹股沟淋巴结

缝匠肌

大隐静脉

图 9-77　右髋和大腿,前面观

骨盆和大腿其他结构

股三角位于大腿前内侧面。它由腹股沟韧带、长收肌和缝匠肌围成。股动脉、股神经和股静脉从股三角浅层通过。

大隐静脉是下肢的浅静脉，常清晰可见，起于足踝附近，沿着小腿内侧上行，随缝匠肌进入股三角，注入股静脉。由于较长且易于得到，故大隐静脉常被移植用于冠状动脉搭桥手术。

腹股沟韧带

腹股沟韧带是连于髂前上棘与耻骨结节间的浅层韧带，是股三角的上缘和腹部腱膜的下缘，它还是腹外斜肌下部肌束的附着点。

1. 患者仰卧，在其膝关节下方放一支撑物，以放松腹股沟韧带周围组织。

2. 找到髂前上棘，然后手指斜行滑向耻骨结节。

3. 轻轻弹拨纤细的腹股沟韧带，感受其带状质地（图9-78）。

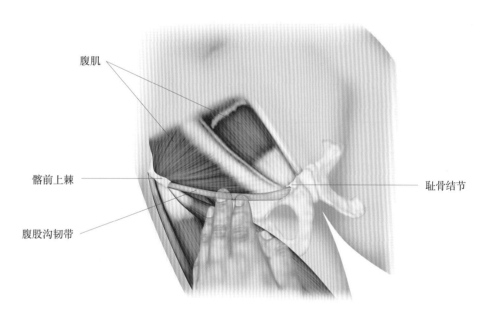

腹肌

髂前上棘

腹股沟韧带

耻骨结节

图9-78 患者仰卧，定位腹股沟韧带

股直肌

1. 患者仰卧屈膝，找到髂前下棘和髌骨。

2. 沿髂前下棘和髌骨画一虚拟直线，触诊股直肌（图9-79）。

3. 触诊这条虚拟的直线并弹拨股直肌（滑动5 cm）。

4. 将患者足固定在台面上，嘱患者屈髋，这个姿势可收缩股直肌，使其更明显。将其拨到一边，可触诊到位于其深面致密的股中间肌。

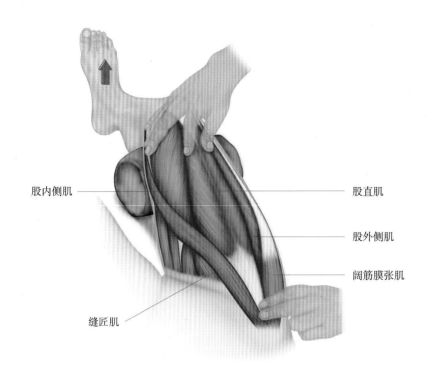

图 9-79 将患者的腿放在桌上并屈髋，定位股直肌

股内侧肌

1. 患者仰卧位，伸膝全力收缩股四头肌。触诊呈球状的股内侧肌近端内侧。

2. 找到股直肌和缝匠肌，注意股内侧肌是怎样形成长的"泪滴状"的（图 9-80）。

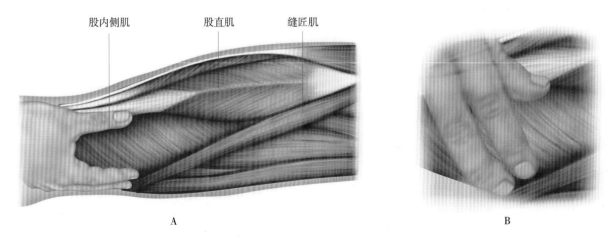

图 9-80 患者仰卧，右腿前内侧面观

股外侧肌

1.患者侧卧位,将手平放在大腿外侧面,嘱患者交替伸膝、放松膝关节。注意股外侧肌收缩和放松。

2.触诊后方的股二头肌和大转子近端的股外侧肌肌腹,嘱患者放松大腿,注意区分浅层的髂胫束和深面的股外侧肌倾斜的肌束(图9-81)。

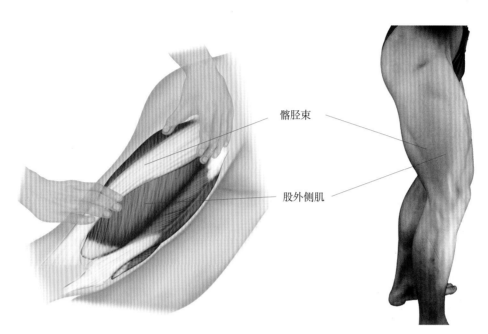

图9-81 患者侧卧,触诊髂胫束深面的股外侧肌

髂胫束

1.患者侧卧,在膝关节后部近端找到股二头肌肌腱。

2.将手从股二头肌肌腱前方滑向大腿外侧。手指在髂胫束上水平滑动,探查其坚硬、表浅的纤维束。髂胫束远端形状大小与股二头肌肌腱类似。

3.从髂胫束远端胫骨结节处向大腿近端滑动,探查髂胫束近端并注意其在大腿近端是如何变宽变薄的。嘱患者交替外展、放松髋关节,感受髂胫束的变化(图9-82)。

相比股外侧肌深而肥厚的肌束而言,髂胫束纤维束表浅而坚硬。髂胫束肌纤维沿着大腿垂直向下走行,在胫骨结节处汇成一个薄的扁带状腱性结构。

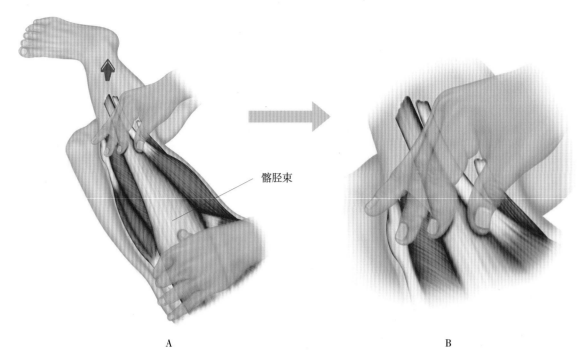

髂胫束

A   B

图 9-82 患者侧卧，内收髋关节，触诊阔筋膜张肌和髂胫束

缝匠肌

缝匠肌是全身最长的肌，起自髂前上棘，经大腿前面，止于膝关节内侧。尽管缝匠肌位置表浅，但其肌束纤细，约为两指宽，故很难触诊。其近端位于股动脉外侧。由于缝匠肌能使大腿和小腿处于一个类似裁缝师工作时的姿势，故命名为缝匠肌。

功能：屈曲髋关节、外旋髋关节、外展髋关节、屈曲膝关节、内旋屈曲的膝关节。

起点：髂前上棘。

止点：胫骨近端内侧的鹅足腱。

神经分布：股神经（L2~L4）。

1. 患者仰卧，将一侧踝搭放在另一侧膝上，使髋关节屈曲外旋。

2. 将手放在大腿内侧的中间。请患者抬高膝盖使之朝向天花板（收缩缝匠肌）。

3. 滑动双手触诊细长的缝匠肌，近端由一侧向髂前上棘滑动，远端从一侧向胫骨内侧滑动。

4. 保持手放的位置，嘱患者放松髋关节。继续触诊，注意髂前上棘到大腿内侧之间缝匠肌的变化（图 9-83）。

缝匠肌和股薄肌都是大腿内侧细长的浅层肌，不同点在于起点：缝匠肌起自髂前上棘，股薄肌起自耻骨结节。

什么时候使用缝匠肌？

• 冥想时使用的莲花坐姿

• 像裁缝工作时一样盘腿而坐

• 跷二郎腿

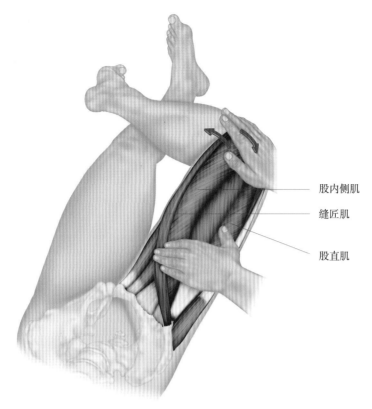

股内侧肌
缝匠肌
股直肌

图 9-83　患者仰卧位，触诊缝匠肌

内侧肌腱

1. 患者仰卧，将手放在膝关节内侧，触诊薄而突出的半腱肌肌腱（图 9-84）。

2. 手滑向半腱肌的前面，触诊同样纤细的股薄肌肌腱。

3. 位于股薄肌前方的是缝匠肌。比起长而纤细的半腱肌和股薄肌肌腱，缝匠肌肌腱更宽、更薄，故更难触诊。

4. 3 个肌腱在远端汇聚在一起，成为鹅足，止于胫骨近端内侧。

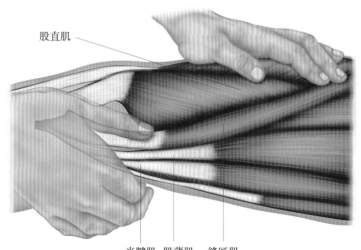

股直肌

半腱肌　股薄肌　缝匠肌

图 9-84　患者仰卧位，右膝内面观，触诊内侧肌腱

腘绳肌

1. 患者俯卧位，将你的手放在大腿后侧臀部与膝部之间。手握住患者的踝部，屈膝。当腘绳肌（半腱肌、半膜肌和股二头肌的总称）收缩时探查腘绳肌的质地和宽度（图 9-85）。

2. 找到坐骨结节，然后手指向远侧滑动约 2.5 cm，触诊大而坚实的整个腘绳肌肌腹。

3. 沿着腘绳肌肌腹向远侧滑动，探查其逐渐分裂为多个肌腱，然后止于膝关节后方。

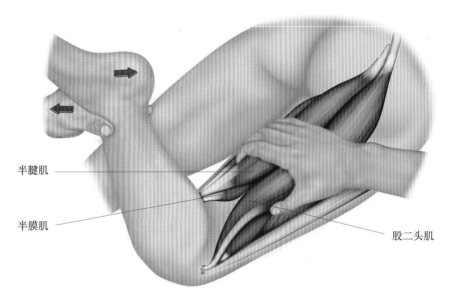

半腱肌

半膜肌

股二头肌

图 9-85　患者俯卧，抓握腘绳肌

腓肠肌和比目鱼肌（站立位 1）

1. 嘱患者扶着椅子用足趾站立。

2. 触诊小腿后部，触摸腓肠肌椭圆形的头部。在膝后方，沿着两个头端滑向远端，注意腓肠肌内侧头比外侧头延伸得更远。

3. 移动远端的腓肠肌，探查从腓肠肌内侧面和外侧面膨出的比目鱼肌远端部分（图 9-86）。

4. 沿着两块肌向远端滑动至它们融合形成的跟腱，感觉肉质的肌腹与坚韧致密的跟腱之间质地的不同。

什么时候使用腓肠肌和比目鱼肌？

• 透过栅栏窥视（用足趾站立）

• 行走，奔跑，攀爬等形式的运动

• 爬山（用力保持踝关节跖屈）

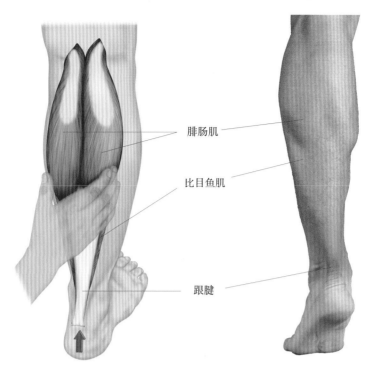

图 9-86　患者提起足跟用足趾站立

腓肠肌和比目鱼肌（站立位 2）

1. 尽管这些肌都在小腿后部，但从前方也可触摸到。让患者用足趾站立，将手放于胫骨体。

2. 离开胫骨体向内侧滑动，感受从小腿内侧膨出的团块肌肉，此为小腿三头肌。

3. 让患者仰卧，放松小腿。拇指沿着胫骨体内侧缘下压可触到比目鱼肌（图 9-87）。

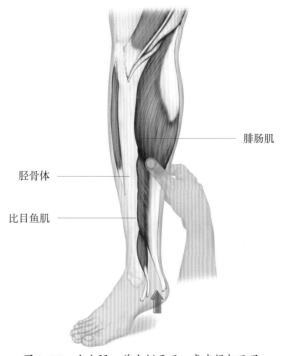

图 9-87　右小腿，前内侧面观，患者提起足跟

189

腓骨肌群

1. 患者侧卧。分别放一个手指在腓骨头和外踝上，腓骨肌肌腹位于这两个标志点之间。

2. 把手指放于这两点之间，嘱患者交替足外翻和放松踝关节，感受腓骨肌在做足外翻时被拉紧的感觉。做该动作时有时能看到沿着小腿侧面形成小凹或陷窝。

3. 当患者持续外翻和放松足部时，跟随腓骨长肌尽可能地滑向腓骨头顶端。沿着两块肌滑向远端的肌腱，肌腱绕过外踝后面。

4. 沿着腓骨短肌肌腱滑到第 5 跖骨底部。

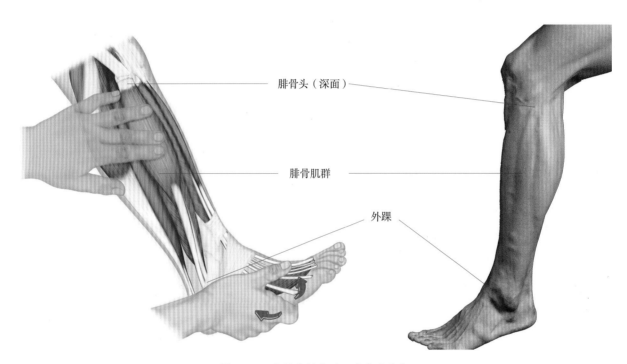

腓骨头（深面）

腓骨肌群

外踝

图 9-88　小腿外侧面观，患者足外翻

蹞长伸肌

1. 仰卧。嘱患者伸蹞趾。可以容易地辨认和触及沿足背到蹞趾的坚硬肌腱。

2. 继续伸蹞趾，沿着肌腱滑向踝部。探查蹞长伸肌紧靠在趾长伸肌和胫骨前肌肌腱之间向下走行。注意区分足背的 3 条伸肌的肌腱（趾长伸肌，蹞长伸肌，胫骨前肌）（图 9-89）。

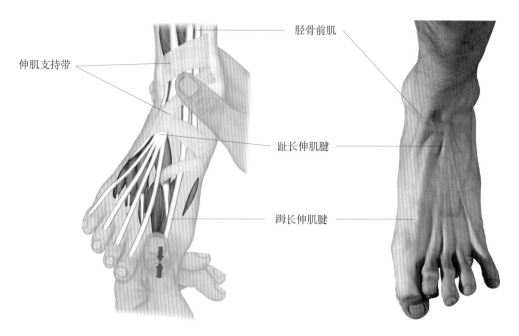

图 9-89　右足，背面观，对抗阻力伸蹈趾

所有屈肌

1. 患者仰卧，俯卧或侧卧位。手放于内踝，向后和近端滑入胫骨体后面与跟腱之间的区域。

2. 探查该区域内这些屈肌的远端肌腹和肌腱。沿着内踝后面的肌腱向远端滑动。

3. 此处触诊不易区分各条肌腱。胫骨后肌位于最前面，当绕过内踝至足底触摸肌腱时，让患者做足内翻。把手指放在肌腹远端，让患者缓慢屈伸足趾，可感受到肌或肌腱的移动。

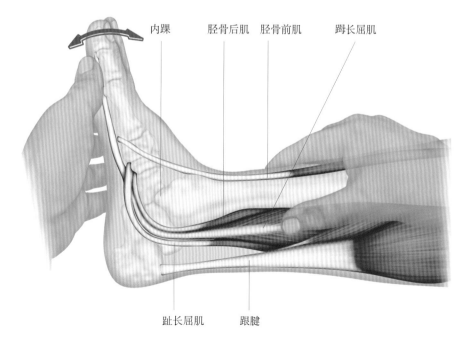

图 9-90　右小腿和足，内侧面观，患者扭动足趾

191

趾短伸肌

1. 患者仰卧，足离开桌面。手放于外踝，向小趾方向滑动 5 cm。向下外侧触诊趾长伸肌腱，然后定位趾短伸肌的小肌腹（图 9-91）。

2. 让患者伸趾抵抗你施加的压力，另一只手感受肌的收缩。注意肌腹收缩时在骰骨和外侧楔骨上形成一个坚韧的小隆起。

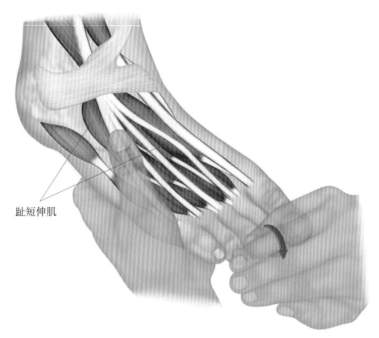

趾短伸肌

图 9-91 右足，背 / 外侧面观，患者伸趾以对抗阻力

踇展肌

1. 患者仰卧位，足离开桌子边缘。两手分别置于足后跟内侧面和踇趾内侧面。
2. 在这两点之间进行触诊，注意走行于足内下方浅层较厚的软组织。
3. 让患者抵抗阻力屈踇趾，感受踇展肌肌腹的强度和韧度（图 9-92）。

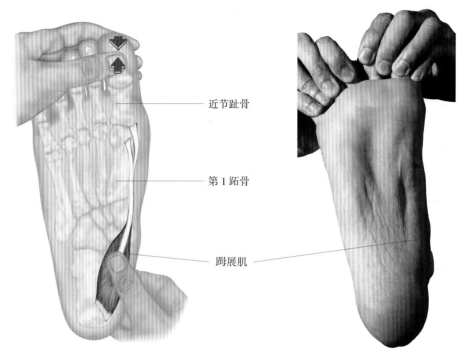

近节趾骨

第 1 跖骨

踇展肌

图 9-92　右足跖面观，对抗阻力屈踇趾

小趾展肌

1. 仰卧位，足离开桌子边缘。两手分别置于足后跟跖面和小趾外侧面。

2. 在这两点之间触诊走行于足外下方浅层较厚的软组织。

3. 让患者抵抗阻力外展或屈小趾，以便感受肌纤维的收缩（图 9-93）。

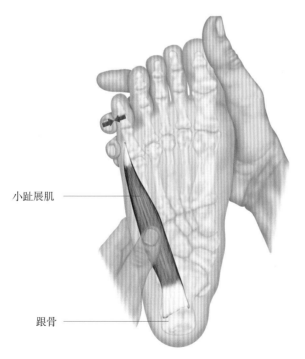

小趾展肌

跟骨

图 9-93　右足跖面观，患者对抗阻力外展小趾

（郑雪峰）

附一 四肢肌肉起止点

注：红色示起点，蓝色示止点

在骨科触诊时，掌握四肢主要肌肉起止点的重要性不言而喻，不仅有利于认识关节的运动方向和幅度，及时发现运动异常的原因，也有助于解释骨折后骨折断端的移位方向和程度，以便采取正确的复位方法，防止漏诊或继发性血管、神经损伤。

骨折断端的移位程度和方向不仅取决于作用力的方向，还取决于骨折断端附着肌肉的牵引力方向。如髂骨骨折一般不导致明显移位变形，因为骨的内、外面有广泛的肌肉附着起到夹板作用，而肱骨、股骨骨折则因肌肉附着部位的影响会产生不同的移位畸形（图1，2）。

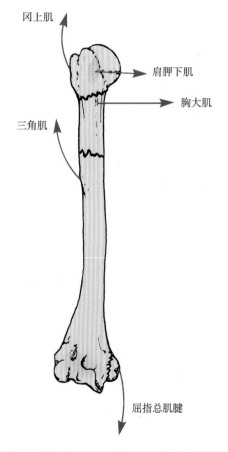

图1 肱骨骨折断端移位与肌肉起止点的关系

冈上肌
肩胛下肌
胸大肌
三角肌
屈指总肌腱

> **肱骨骨折断端移位**
> 外科颈骨折：骨折近端受冈上肌牵拉外展移位，远端受胸大肌牵拉向内上移位；肱骨干三角肌止点上方骨折：骨折近端受胸大肌、背阔肌、大圆肌作用向内上移位，远端受三角肌、肱二头肌和肱三头肌牵拉向外上移位；内上髁骨折：由于屈指总肌腱和内侧副韧带牵拉所致，内上髁向下移位，常损伤尺神经。

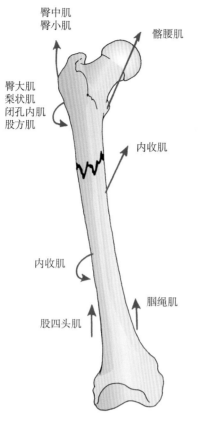

臀中肌
臀小肌

髂腰肌

臀大肌
梨状肌
闭孔内肌
股方肌

内收肌

内收肌

腘绳肌

股四头肌

图 2　股骨骨折断端移位与肌肉起止点的关系

股骨骨折断端移位

　　股骨干上 1/3 段骨折，骨折近端受髂腰肌牵拉屈曲，受臀中、小肌牵拉外展，受臀大肌、梨状肌、闭孔内肌、股方肌牵拉而外旋。骨折远端受内收肌牵拉内收，受腘绳肌和股四头肌牵拉向内上移位，受内收肌和肢体远段重力作用而外旋。

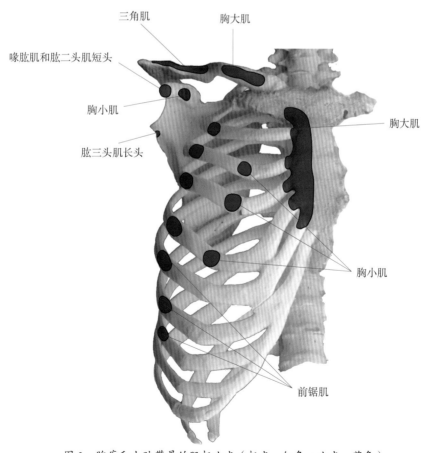

三角肌　　　胸大肌

喙肱肌和肱二头肌短头

胸小肌

肱三头肌长头

胸大肌

胸小肌

前锯肌

图 3　胸廓和上肢带骨的肌起止点（起点：红色，止点：蓝色）

195

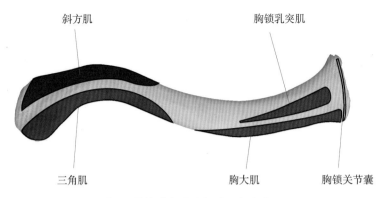

斜方肌　　　　　　　　胸锁乳突肌

三角肌　　　　胸大肌　　胸锁关节囊

图 4　锁骨（上面观）的肌起止点

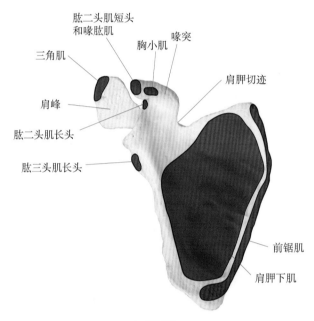

肱二头肌短头
和喙肱肌　　　喙突
三角肌　　　　胸小肌
肩峰　　　　　　　　肩胛切迹
肱二头肌长头
肱三头肌长头
前锯肌
肩胛下肌

A. 前面观

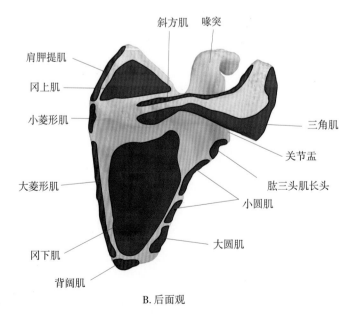

斜方肌　喙突
肩胛提肌
冈上肌
小菱形肌
三角肌
关节盂
大菱形肌
肱三头肌长头
小圆肌
冈下肌
大圆肌
背阔肌

B. 后面观

图 5　肩胛骨的肌起止点

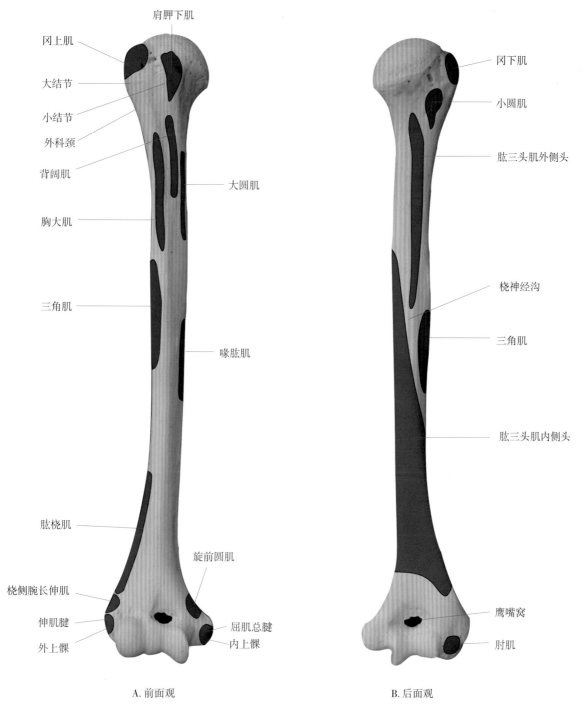

冈上肌
肩胛下肌
大结节
小结节
外科颈
背阔肌
胸大肌
三角肌
大圆肌
喙肱肌
肱桡肌
桡侧腕长伸肌
伸肌腱
外上髁
旋前圆肌
屈肌总腱
内上髁

A. 前面观

冈下肌
小圆肌
肱三头肌外侧头
桡神经沟
三角肌
肱三头肌内侧头
鹰嘴窝
肘肌

B. 后面观

图 6 肱骨的肌起止点

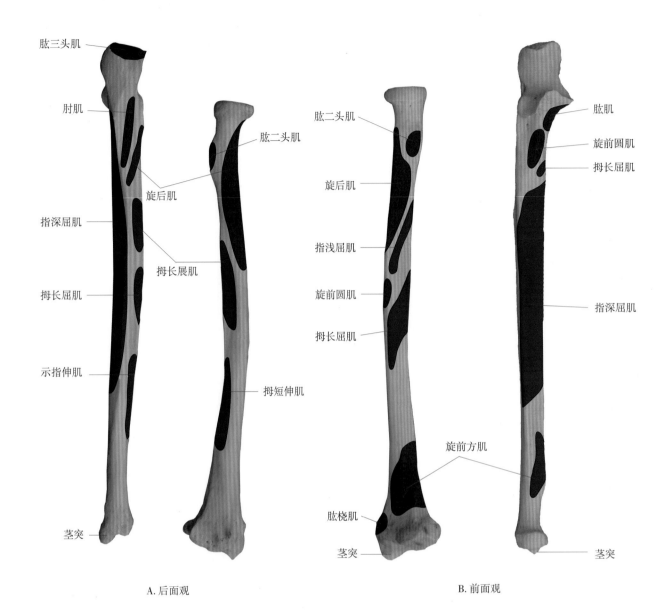

肱三头肌

肘肌

旋后肌

肱二头肌

指深屈肌

拇长展肌

拇长屈肌

示指伸肌

拇短伸肌

茎突

A. 后面观

肱二头肌

旋后肌

肱肌

旋前圆肌

拇长屈肌

指浅屈肌

旋前圆肌

拇长屈肌

指深屈肌

旋前方肌

肱桡肌

茎突

茎突

B. 前面观

图 7　桡骨和尺骨的肌起止点

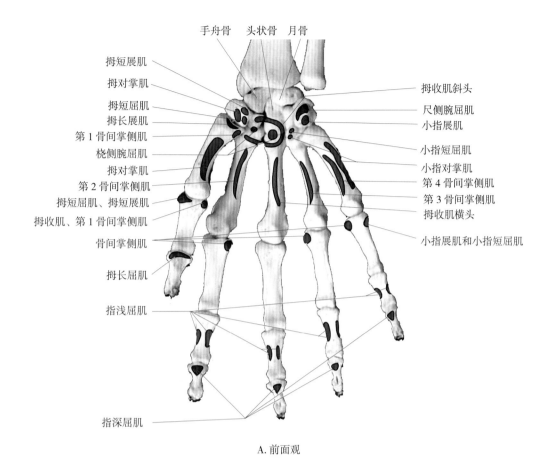

手舟骨　头状骨　月骨

拇短展肌
拇对掌肌
拇短屈肌
拇长展肌
第 1 骨间掌侧肌
桡侧腕屈肌
拇对掌肌
第 2 骨间掌侧肌
拇短屈肌、拇短展肌
拇收肌、第 1 骨间掌侧肌
骨间掌侧肌
拇长屈肌
指浅屈肌
指深屈肌

拇收肌斜头
尺侧腕屈肌
小指展肌
小指短屈肌
小指对掌肌
第 4 骨间掌侧肌
第 3 骨间掌侧肌
拇收肌横头
小指展肌和小指短屈肌

A. 前面观

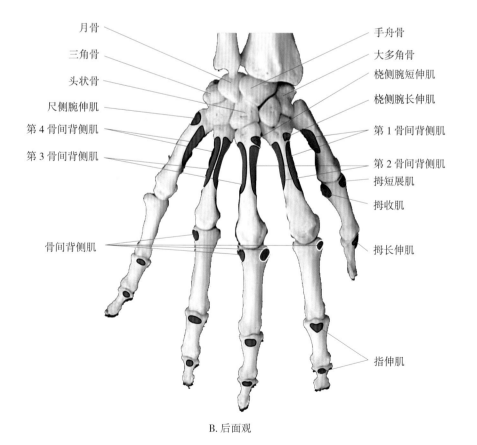

月骨
三角骨
头状骨
尺侧腕伸肌
第 4 骨间背侧肌
第 3 骨间背侧肌
骨间背侧肌

手舟骨
大多角骨
桡侧腕短伸肌
桡侧腕长伸肌
第 1 骨间背侧肌
第 2 骨间背侧肌
拇短展肌
拇收肌
拇长伸肌
指伸肌

B. 后面观

图 8　手骨的肌起止点

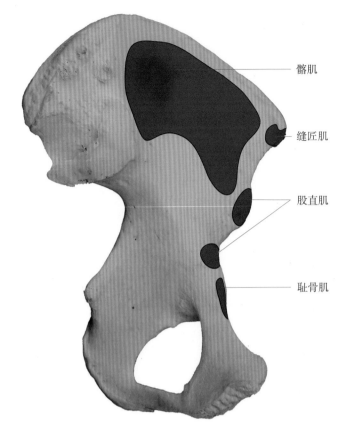

髂肌

缝匠肌

股直肌

耻骨肌

A. 前面观

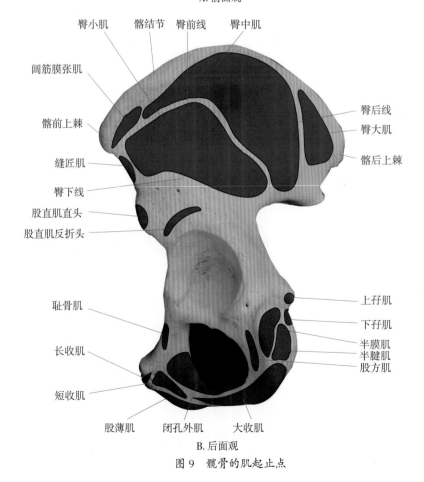

臀小肌　髂结节　臀前线　臀中肌

阔筋膜张肌

髂前上棘

缝匠肌

臀下线

股直肌直头

股直肌反折头

耻骨肌

长收肌

短收肌

臀后线

臀大肌

髂后上棘

上孖肌

下孖肌

半膜肌

半腱肌

股方肌

股薄肌　闭孔外肌　大收肌

B. 后面观

图 9　髋骨的肌起止点

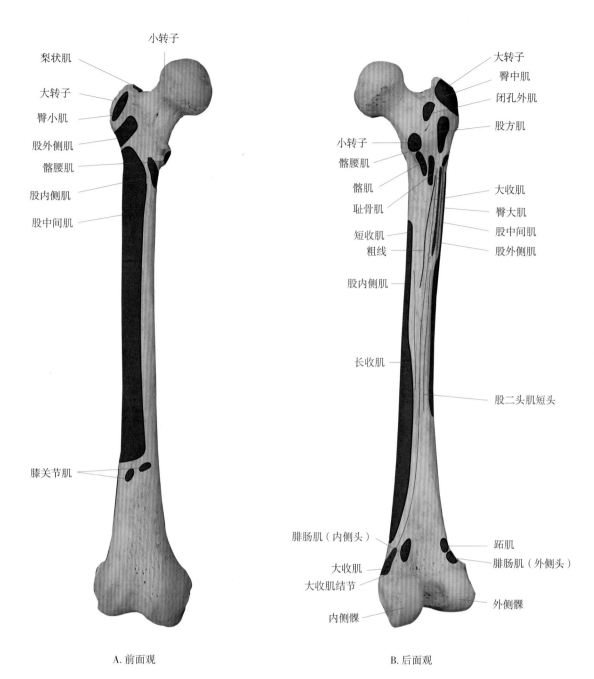

小转子
梨状肌
大转子
臀小肌
股外侧肌
髂腰肌
股内侧肌
股中间肌

膝关节肌

A. 前面观

大转子
臀中肌
闭孔外肌
股方肌
小转子
髂腰肌
髂肌
耻骨肌
短收肌
粗线
股内侧肌

长收肌

大收肌
臀大肌
股中间肌
股外侧肌

股二头肌短头

腓肠肌（内侧头）
大收肌
大收肌结节
内侧髁

跖肌
腓肠肌（外侧头）
外侧髁

B. 后面观

图 10　股骨的肌起止点

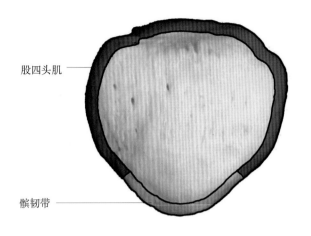

股四头肌

髌韧带

图 11　髌骨的肌起止点

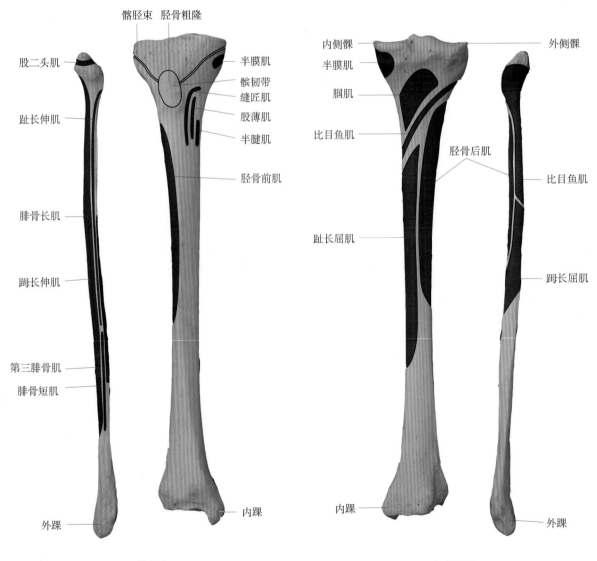

髂胫束　胫骨粗隆

股二头肌

趾长伸肌

腓骨长肌

踇长伸肌

第三腓骨肌

腓骨短肌

外踝

半膜肌

髌韧带

缝匠肌

股薄肌

半腱肌

胫骨前肌

内踝

A. 前面观

内侧髁

外侧髁

半膜肌

腘肌

比目鱼肌

胫骨后肌

比目鱼肌

趾长屈肌

踇长屈肌

内踝

外踝

B. 后面观

图 12　胫骨和腓骨的肌起止点

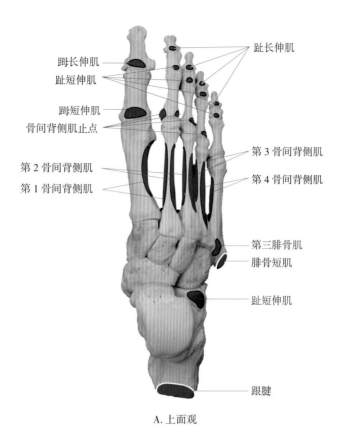

姆长伸肌
趾短伸肌
姆短伸肌
骨间背侧肌止点
第2骨间背侧肌
第1骨间背侧肌

趾长伸肌
第3骨间背侧肌
第4骨间背侧肌
第三腓骨肌
腓骨短肌
趾短伸肌
跟腱

A. 上面观

趾长屈肌
骨间足底肌止点
小趾短屈肌
小趾展肌
第1骨间足底肌
第2骨间足底肌
第3骨间足底肌
姆收肌（直头）
腓骨短肌
小趾展肌

姆长屈肌
趾短屈肌
姆收肌
姆短屈肌
姆展肌
姆收肌（斜头）
腓骨长肌
胫骨前肌
胫骨后肌
趾短屈肌
胫骨后肌
足底方肌
姆展肌
趾短展肌

B. 下面观

图 13　足骨的肌起止点

附二 关节的运动形式、作用肌肉和神经支配

罗马数字代表脑神经序数

C、T、L、S代表颈、胸、腰、骶神经

颞下颌关节

上提

咬肌（Ⅴ）

颞肌（Ⅴ）

翼内肌（Ⅴ）

下降

颏舌骨肌（C1）

下颌舌骨肌（Ⅴ）

茎突舌骨肌（Ⅶ）

二腹肌（Ⅴ,Ⅶ）

颈阔肌（Ⅶ）

前移

翼外肌（双侧）（Ⅴ）

翼内肌（双侧）（Ⅴ）

咬肌（Ⅴ）

后退

颞肌（Ⅴ）

二腹肌（Ⅴ,Ⅶ）

侧向运动

翼外肌（向反侧）（Ⅴ）

翼内肌（向反侧）（Ⅴ）

胸廓

上提（吸气）

前斜角肌（C1-4）

中斜角肌（C1-4）

后斜角肌（C1-4）

胸锁乳突肌（ⅩⅠ）

肋间外肌（T1-12）

胸大肌（C5-T1）

胸小肌（C7-T1）

前锯肌（T5-7）

膈肌（C3-5）

下降（呼气）

肋间内肌（T1-12）

腹外斜肌（T5-12，L1）

腹内斜肌（T5-12，L1）

腹横肌（T5-12，L1）

腰方肌（L1-4）

脊柱颈段

前屈

胸锁乳突肌（ⅩⅠ）

前斜角肌（C1-4）

头长肌（C1-8）

颈长肌（C1-8）

后伸

斜方肌上部肌束（ⅩⅠ）

肩胛提肌（C4-6）

头夹肌（C1-8）

颈夹肌（C1-8）

头半棘肌（C1-8）

头最长肌（C1-8）

颈最长肌（C1-8）

旋转

（单侧向同侧）

肩胛提肌（C4-6）

头夹肌（C1-5）

颈夹肌（C1-5）

头后大直肌（C1-3）

上头斜肌（C1-3）

颈长肌（C1-5）

头长肌（C1–5）

头最长肌（C1–8）

颈最长肌（C1–8）

旋转

（单侧向反侧）

斜方肌上部肌束（XI）

胸锁乳突肌（XI）

前斜角肌（C1–4）

中斜角肌（C1–4）

后斜角肌（C1–4）

回旋肌（C1–T12）

侧屈

斜方肌上部肌束（XI）

肩胛提肌（C4–6）

胸锁乳突肌（XI）

前斜角肌（C1–4）

中斜角肌（C1–4）

后斜角肌（C1–4）

头夹肌（C1–8）

颈夹肌（C1–8）

头长肌（C1–8）

颈长肌（C1–8）

头最长肌（C1–8）

颈最长肌（C1–8）

脊柱腰段

前屈

腹直肌（T5–12）

腹外斜肌（T7–L1）

腹内斜肌（T7–L1）

腰大肌（L1–4）

髂肌（L2–4）

后伸

竖脊肌（C1–S5）

腰方肌（L1–4）

背阔肌（C6–8）

旋转

腹外斜肌（T7–L1）

腹内斜肌（T7–L1）

回旋肌（C1–L5）

侧屈

髂肋肌（C1–S5）

腹外斜肌（T7–L1）

腹内斜肌（T7–L1）

最长肌（C1–S5）

腰方肌（L1–4）

腰大肌（L1–4）

棘肌（C1–S5）

背阔肌（C6–8）

肩胛胸关节（连结）

上提

斜方肌上部肌束（XI）

菱形肌（C4–6）

肩胛提肌（C4–6）

下降

斜方肌下部肌束（XI）

前锯肌（C5–7）

胸小肌（C7–T1）

内收

斜方肌（XI）

菱形肌（C4–6）

外展

前锯肌（C5–7）

胸小肌（C7–T1）

上旋

斜方肌（XI）

前锯肌（C5–7）

下旋

菱形肌（C4–6）

肩胛提肌（C4–6）

胸小肌（C7–T1）

肩关节

前屈

三角肌前部肌束（C5–7）

胸大肌上部肌束（C5–T1）

肱二头肌（C5-7）

喙肱肌（C5-7）

后伸

三角肌后部肌束（C5-7）

背阔肌（C6-8）

大圆肌（C5-7）

胸大肌下部肌束（C5-T1）

肱三头肌长头（C5-T1）

内收

三角肌（C5-7）

胸大肌（C5-T1）

喙肱肌（C5-7）

背阔肌（C6-8）

大圆肌（C5-6）

冈下肌（C4-6）

小圆肌（C5-6）

肱三头肌长头（C5-T1）

外展

三角肌（C5-7）

冈上肌（C4-7）

外旋

三角肌后部肌束（C5-7）

冈下肌（C5-7）

小圆肌（C5-7）

内旋

三角肌前部肌束（C5-7）

背阔肌（C6-8）

大圆肌（C5-6）

肩胛下肌（C5-6）

胸大肌（C5-T1）

肘关节

前屈

肱二头肌（C5-7）

肱肌（C5-7）

肱桡肌（C8-T1）

桡侧腕屈肌（C5-T1）

尺侧腕屈肌（C8-T1）

掌长肌（C5-T1）

旋前圆肌（C5-T1）

桡侧腕长伸肌（C5-T1）

桡侧腕短伸肌（C5-T1）

后伸

肱三头肌（C5-T1）

肘肌（C5-T1）

桡尺关节

旋后

肱二头肌（C5-7）

旋后肌（C5-T1）

肱桡肌（C5-T1）

旋前

旋前圆肌（C5-T1）

旋前方肌（C5-T1）

肱桡肌（C5-T1）

桡腕关节

后伸

桡侧腕长伸肌（C5-T1）

桡侧腕短伸肌（C5-T1）

尺侧腕伸肌（C5-T1）

指伸肌（C5-T1）

示指伸肌（C5-T1）

前屈

桡侧腕屈肌（C5-T1）

尺侧腕屈肌（C8-T1）

掌长肌（C5-T1）

指浅屈肌（C5-T1）

指深屈肌（C5-T1）

拇长屈肌（C5-T1）

外展（桡偏）

桡侧腕长伸肌（C5-T1）

桡侧腕短伸肌（C5-T1）

拇长伸肌（C5-T1）

拇短伸肌（C5-T1）

桡侧腕屈肌（C5-T1）

拇长展肌（C5-T1）

内收（尺偏）

尺侧腕伸肌（C5–T1）

尺侧腕屈肌（C8–T1）

示指～小指

前屈

指浅屈肌（C5–T1）

指深屈肌（C5–T1）

小指短屈肌（C8–T1）

蚓状肌（C6–T1）

骨间背侧肌（C8–T1）

骨间掌侧肌（C8–T1）

后伸

指伸肌（C5–T1）

蚓状肌（C6–T1）

骨间背侧肌（C8–T1）

骨间掌侧肌（C8–T1）

示指伸肌（C5–T1）

外展

骨间背侧肌（C8–T1）

小指展肌（C8–T1）

内收

骨间掌侧肌（C8–T1）

示指伸肌（C5–T1）

小指对掌

小指对掌肌（C8–T1）

小指展肌（C8–T1）

小指短屈肌（C8–T1）

第 1 腕掌关节和掌指关节

前屈

拇长屈肌（C5–T1）

拇短屈肌（C6–7）

拇收肌（C8–T1）

骨间掌侧肌（C8–T1）

后伸

拇长伸肌（C5–T1）

拇短伸肌（C5–T1）

拇长展肌（C5–T1）

骨间掌侧肌（C8–T1）

外展

拇长展肌（C5–T1）

拇短展肌（C6–7）

内收

拇收肌（C8–T1）

骨间掌侧肌（C8–T1）

对掌

拇对掌肌（C6–7）

拇短屈肌（C6–7）

拇短展肌（C6–7）

骨盆

前倾

髂腰肌（L2–4）

背阔肌（C6–8）

后倾

股二头肌（L4–S3）

半腱肌（L4–S2）

半膜肌（L4–S2）

腹直肌（T5–12）

横向倾斜

腰方肌（L1–4）

背阔肌（C6–8）

髋关节

前屈

髂腰肌（L2–4）

阔筋膜张肌（L1–S4）

缝匠肌（L4–S2）

股直肌（L2–4）

臀中肌前部肌束（L1–S4）

臀小肌（L1–S4）

长收肌（L2–4）

耻骨肌（L2–4）

短收肌（L2–4）

大收肌（L2–4）

后伸

臀大肌（L2–S4）

股二头肌长头（L4-S2）

半腱肌（L4-S2）

半膜肌（L4-S2）

大收肌后部肌束（L2-4）

臀中肌后部肌束（L1-S4）

内旋

臀中肌前部肌束（L1-S4）

臀小肌（L1-S2）

阔筋膜张肌（L1-S4）

大收肌（L2-4）

长收肌（L2-4）

短收肌（L2-4）

耻骨肌（L2-4）

股薄肌（L2-4）

半腱肌（L4-S2）

半膜肌（L4-S2）

外旋

臀大肌（L2-S4）

梨状肌（S1-2）

股方肌（S1-2）

闭孔内肌（S1-2）

闭孔外肌（L2-4）

臀中肌后部肌束（L1-S4）

髂腰肌（L2-4）

缝匠肌（L4-S2）

股二头肌长头（L4-S2）

外展

臀大肌（L2-S4）

臀中肌（L1-S4）

臀小肌（L1-S4）

阔筋膜张肌（L1-S4）

缝匠肌（L4-S2）

梨状肌（S1-2）

内收

大收肌（L4-S2）

长收肌（L4-S2）

短收肌（L4-S2）

耻骨肌（L4-S2）

股薄肌（L4-S2）

臀大肌（下部肌束）（L2-S4）

膝关节

后屈

股二头肌（L4-S2）

半腱肌（L4-S2）

半膜肌（L4-S2）

股薄肌（L4-S2）

缝匠肌（L2-4）

腓肠肌（L4-S3）

前伸

股四头肌（L2-4）

屈膝旋内

半腱肌（L4-S2）

半膜肌（L4-S2）

股薄肌（L4-S2）

缝匠肌（L2-4）

屈膝旋外

股二头肌（L4-S2）

踝关节

跖屈

小腿三头肌（L4-S3）

胫骨后肌（L4-S3）

腓骨长肌（L4-S2）

腓骨短肌（L4-S2）

趾长屈肌（L4-S3）

踇长屈肌（L4-S3）

背屈

胫骨前肌（L4-S2）

趾长伸肌（L4-S2）

踇长伸肌（L4-S2）

内翻

胫骨前肌（L4-S2）

胫骨后肌（L4-S3）

趾长屈肌（L4-S3）

踇长屈肌（L4-S3）

蹈长伸肌（L4-S2）

外翻

腓骨长肌（L4-S2）

腓骨短肌（L4-S2）

趾长伸肌（L4-S2）

蹈趾

跖屈

蹈长屈肌（L4-S3）

蹈短屈肌（S1-2）

背伸

蹈长伸肌（L4-S2）

蹈短伸肌（L4-S2）

第 2~5 趾

跖屈

趾长屈肌（L4-S3）

趾短屈肌（S1-2）

蚓状肌（S1-3）

足底方肌（S2-3）

骨间背侧肌（S2-3）

骨间足底肌（S2-3）

背伸

趾长伸肌（L4-S2）

趾短伸肌（L4-S2）

蚓状肌（S1-3）

主要参考书目

1. 丁自海, 原林 . 局部临床解剖学 [M]. 西安 : 世界图书出版公司 . 2009.

2. 汪华侨 . 功能解剖学 [M]. 天津 : 天津科学技术翻译出版社 . 2013.

3. 夏蓉 . 触诊解剖学图谱 [M]. 2 版 . 郑州 : 河南科学技术出版社 . 2016.

4. 丁自海, 刘树伟, 译 . 格氏解剖学 [M]. 41 版 . 济南 : 山东科学技术出版社 . 2017.

5. 比尔 A. 运动机能训练彩色图解 [M]. 2 版 . 丁自海, 译 . 济南 : 山东科学技术出版社 . 2022.

6. 比尔 A. 推拿按摩的解剖学基础 [M]. 6 版 . 丁自海, 译 . 济南 : 山东科学技术出版社 . 2024.

7. 靳安民, 汪华侨 . 骨科临床解剖学 [M]. 2 版 . 济南 : 山东科学技术出版社 . 2020.

8. 王增涛, 王一兵, 丁自海 . 显微外科临床解剖学图谱 [M]. 济南 : 山东科学技术出版社 . 2021.

9. 丁文龙, 刘学政 . 系统解剖学 [M]. 9 版 . 北京 : 人民卫生出版社 . 2018.

10. 崔慧先, 李瑞锡 . 局部解剖学 [M]. 9 版 . 北京 : 人民卫生出版社 . 2018.

11. 张朝佑 . 人体解剖学 [M]. 3 版 . 北京 : 人民卫生出版社 . 2009.